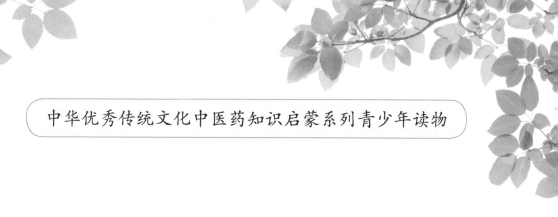

中华优秀传统文化中医药知识启蒙系列青少年读物

世间本草皆有故事

——人与草木相依相伴

贾晗 编著

U0201111

全国百佳图书出版单位

中国中医药出版社

·北 京·

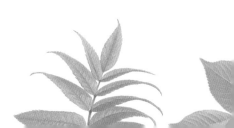

图书在版编目（CIP）数据

世间本草皆有故事：人与草木相依相伴 / 贾晗
编著 .—北京：中国中医药出版社，2023.5
（中华优秀传统文化中医药知识启蒙系列青少年读物）
ISBN 978-7-5132-4943-0

Ⅰ . ①世… Ⅱ . ①贾… Ⅲ . ①中草药－青少年读物
Ⅳ . ① R28-49

中国国家版本馆 CIP 数据核字（2023）第 030591 号

中国中医药出版社出版

北京经济技术开发区科创十三街 31 号院二区 8 号楼
邮政编码　100176
传真　010-64405721
鑫艺佳利（天津）印刷有限公司印刷
各地新华书店经销

开本 710×1000　1/16　印张 15　字数 138 千字
2023 年 5 月第 1 版　2023 年 5 月第 1 次印刷
书号　ISBN 978 - 7 - 5132 - 4943 - 0

定价　78.00 元
网址　www.cptcm.com

服 务 热 线　010-64405510
购 书 热 线　010-89535836
维 权 打 假　010-64405753

微信服务号　zgzyycbs
微商城网址　https://kdt.im/LIdUGr
官 方 微 博　http://e.weibo.com/cptcm
天猫旗舰店网址　https://zgzyycbs.tmall.com

如有印装质量问题请与本社出版部联系（010-64405510）

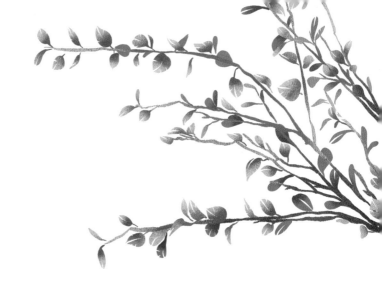

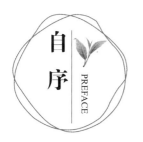

自序

PREFACE

亲爱的小朋友们：

很高兴你能翻开这本书。

我是一名普通的中医药文化传播工作者。

八年前，我成为一个可爱宝宝的母亲。宝宝清澈、充满好奇的眼睛和纯净天真的心灵，让我常常在想该教他些什么，才能让他更理解他出生的这个国家和民族。

我从事中医药宣传工作已经十余年了，我越来越敬畏和热爱我们的中医药学。我很想让我的孩子也知道，我们国家拥有如此博大精深、真实有效的医药技术。

2020年的"大疫"，中医与西医一起对抗着新冠病毒。在这场蔓延全球的疫情中，中医药的治疗效果举世瞩目。为了让孩子更加了解中医药，我每天给他准备一个与中医药相关的小故事。我想让孩子知道，在我们生活的自然界里，很多花草树木都是治病救人的良药。我想让他记着，我们的祖先是如何披荆斩棘地寻找药物，精心整理、代代传承这些真实有效的医药经验；中医药又是如何帮助我们的民族繁衍生息的。我想让他思考，我们生活中的衣食住行，是怎样渗透着中医药的养生智慧。

一本小书，寥寥数语。希望这些文字，能使孩子们关注到身边的一草一木，能唤醒孩子们对于自然生灵的好奇，能激发青少年对中医药的热爱，以及我们内心深处对传统文化的感动。

希望你能通过这本书，阅读世间本草的有趣故事，感悟人与草木的相依相伴。

贾晗

癸卯年春

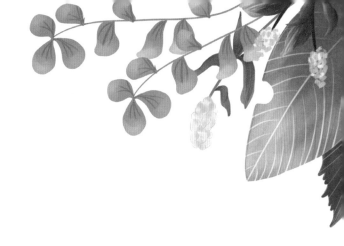

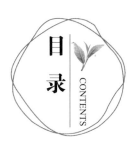

目录
CONTENTS

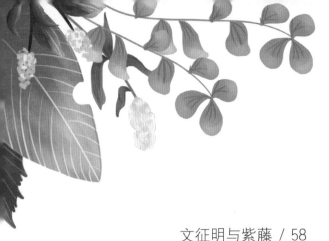

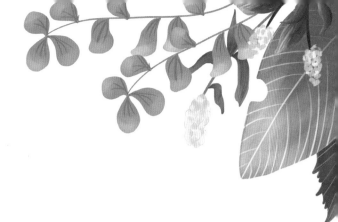

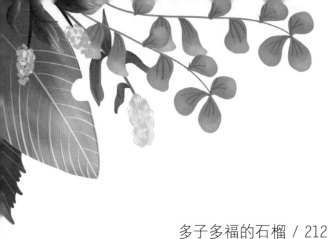

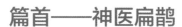

篇首——神医扁鹊

成语"讳疾忌医"来源于古代名医扁鹊的故事。

传说，战国时期（前475—前221年）有位大夫名叫秦越人，因为医术高超，救人无数，所以大家就用上古名医"扁鹊"之名来称呼他。

秦越人年轻的时候，在一个酒馆工作。有段日子，酒馆里出现了一个衣衫褴褛、言行怪异的客人，名叫长桑君。酒馆里所有的人都避开他，不予理睬，只有秦越人尊重、善待他。甚至有时，长桑君付不起饭钱，秦越人也会替他补交。他的善意使长桑君深受感动。时间久了，长桑君确认秦越人是一个值得托付的人，于是在弥留之际，他将秦越人叫到身边，说自己其实是一个医术高超的中医大夫，为了让医术能够传承下去，造福更多人，长桑君愿意把自己历尽艰辛编著的医书托付给秦越人。

秦越人用心研读长桑君留下的医书，经过一番勤学苦练之后，他医术初成，开始周游列国，为百姓看病。他的治疗范围广泛，包括妇科、内科、外科、儿科等，在长期的行医过程中，他的名气也越来越大。

大约在公元前500年左右，秦越人来到晋国，治好了晋国大臣赵简子的"五日不醒之症",由此名声大震,被称为"神医扁鹊"。有一次他路过虢(guó)国,听说虢国太子快要死了,情况危急,于是自荐入宫,仔细查看虢国太子病情后,判断其只是呼吸微弱、昏迷不醒。于是扁鹊就用针刺太子的穴位,又用汤药辅助治疗,很快太子就苏醒过来。经过几天的诊治,虢国太子的病彻底好了。于是人们开始传言,扁鹊是个神医,有"起死回生"的医术。

蔡桓公①听说扁鹊是个神医,很想见见他。扁鹊见到蔡桓公后,观察了片刻,就对他说:"主公您病了,现在只是在皮肤里,如果不及时医治,恐怕会严重。"蔡桓公一听,有些不高兴,摇着头说道:"我没有病,身体很好。"等扁鹊走了,蔡桓公冷笑道:"名医也不过如此,就喜欢挑别人的毛病。明明没病,却偏说你有病,好像只有这样,才能显示他的医术高明似的,真是可笑。"

过了十天,扁鹊又去见蔡桓公。蔡桓公正坐在花园中玩赏,扁鹊来到他面前,观察他的脸色,担忧地说:"主公的病已经发展到肌肉里了,再不医治,会更加严重。"蔡桓公听了非常不高兴,扭头不搭理他了。扁鹊没办法,只好退了出去。又过了十天,扁鹊再次去见蔡桓公,对他说道:"您的病已经蔓延到肠胃里了,再不医治,生命就会有

---

① 蔡桓公:出现在《韩非子·喻老》篇。司马迁《史记》中记载为齐桓公。

危险。"蔡桓公听后，气得变了脸色，仍然不肯让扁鹊给自己诊治。扁鹊毫无办法，叹着气，摇着头，离开了。又过了十天，扁鹊远远看见蔡桓公，就急忙转身离开。蔡桓公觉得奇怪，派人把他追回来，问道："为什么你这次一句话也不说就走呢？"扁鹊无奈地说道："病在皮肤里，用热敷就可以治好；病在肌肉里，用针灸也能治好；病在肠胃里，用汤药也可以治好；但病在骨髓里，就很难治了。现在，主公的病已深入骨髓，您就算现在想医治，我也没有办法了。"蔡桓公听完，还是不大相信，就挥了挥手，让人把扁鹊送走了。

没过几天，这位一直不愿意让扁鹊医治的蔡桓公就浑身疼痛，一病不起。他连忙派人去寻找扁鹊，但是扁鹊已经逃往秦国了，蔡桓公就此一命呜呼。后来，人们把蔡桓公这样不愿意接受他人批评指正的现象，称为"讳疾忌医"。这个成语也可以形容那些盲目自大，对于他人的建议一概不听，觉得自己的想法就是最完美的人。

其实，世界上事物的发展都是由小变大的，如果不能防微杜渐、及时止损，问题越来越严重就会无法挽回，"千里之堤，溃于蚁穴"说的也是这个道理。因此，即使是平凡的我们，发现身边有不良的现象出现时，也千万不能"讳疾忌医"，要勇敢去面对，积极寻求解决的办法，这样才能避免造成更糟糕的后果。

在一块 1950 年出土于山东省微山县两城镇的画像石上，

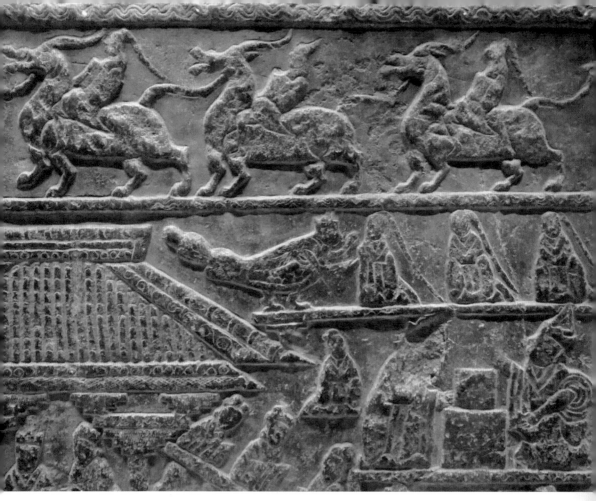

东汉针灸画像石（摄于中国国家博物馆）

我们可以看到一个人首鸟身的形象，他手执长针，正要为患者作针刺治疗。这应该就是东汉时期（25—220年）人们对神医扁鹊的想象和对他高明医术的崇拜。时至今日，在中国北方的许多地区，还留存有祭祀扁鹊的"鹊王庙"（也叫扁鹊庙），代表着两千多年来，人们对这位神医的敬爱与怀念。被后人尊为"药王"的唐代名医孙思邈，在他所著的《备急千金要方》第一卷中，写下了一篇论述医德医术的《大医精诚》。文中写道："凡大医治病，必当安神定志，无欲无求，先发大慈恻隐之心，誓愿普救含灵之苦……勿避险巇、昼夜、寒暑、饥渴、疲劳，一心赴救，无作功夫形迹之心。如此可为苍生大医，反此则是含灵巨贼。"

这篇《大医精诚》也表达着中医药人所追求的两个境界：一个是慈悲为怀，体恤患者的疾苦，一视同仁。另一个是精益求精，不断磨炼技术，博学不倦。数千年来，无论是扁鹊还是孙思邈，一代代名医传承不息，用中医药技艺对抗层出不穷的疾病，守护中华民族的健康。亲爱的小朋友们，希望你们也能努力学习中医药知识，传承中医药文化！

思考：你能向朋友们分享一下扁鹊的故事吗？

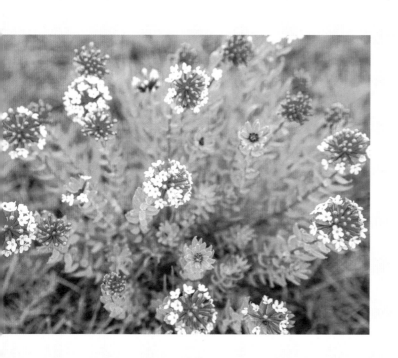

第一章　传说与本草

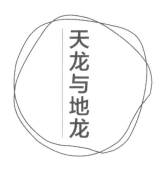

天龙与地龙

　　1987年，中国考古学家在河南濮阳的西水坡，发现了一处早期仰韶文化遗址。其中，有一个十分奇特的墓穴：在墓主人的左右两侧，可以看出用蚌壳精心摆塑的龙和虎两种图案，龙与虎的头部都朝向北方，背部靠近墓主人，身体姿态呈行走状。此外，在墓主人的脚端，还有一处由两根人类胫骨和三角形蚌塑组成的图案。中国天文考古学家冯时研究员推测，这三处蚌塑图案正是源于中国古代的天文学，呈现出来的一幅二象北斗星象图，墓主人左右两侧的"蚌龙"与"蚌虎"，分别对应着古代四象中的东宫苍龙（也称青龙）与西宫白虎，墓主人脚下，位于正北方向的蚌塑与人类胫骨，正是古人用以观测天象来确定时间的北斗星象。

　　中国是一个有几千年连续观测天象记录的国家。古人在仰望星空，长期观测的基础上，将肉眼看到的星象划分成28个区域，称为"二十八宿"，也叫"二十八星宿"。古人又

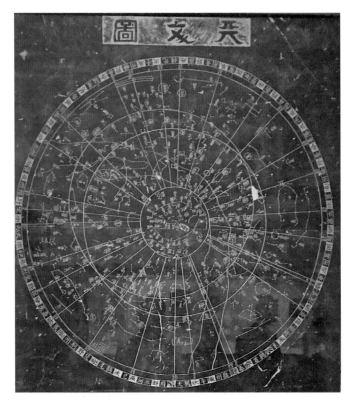

南宋《天文图碑》拓片（摄于中国国家博物馆）

将它们按照方位分成东、西、南、北四宫，每宫七宿，再将各宫所属的七宿连缀想象成一种动物，寓意"天之四灵，以正四方"。这四灵也就是后来我们所认知的四象，其中"角、亢、氐、房、心、尾、箕"这七个星宿组成一个龙的形象，春分时节在东部的天空，称为东方青龙（也称东宫苍龙）七宿。"斗、牛、女、虚、危、室、壁"这七个星宿形成一组龟蛇互缠的形象，春分时节在北部的天空，称为北方（宫）玄武七宿。"奎、娄、胃、昂、毕、觜、参"这七个星宿形成一个虎的形象，春分时节在西部的天空，称为西方（宫）

白虎七宿。"井、鬼、柳、星、张、翼、轸"这七个星宿又形成一个鸟的形象,春分时节在南部天空,称为南方(宫)朱雀七宿。现在,你知道中国古代"东青龙,西白虎,南朱雀,北玄武"四象的来历了吧?

今天我们就来聊一聊东宫苍龙。东汉许慎在《说文解字·龙部》中写道:"龙,鳞虫之长。能幽能明,能细能巨,能短能长。春分而登天,秋分而潜渊。"可见,龙作为中国

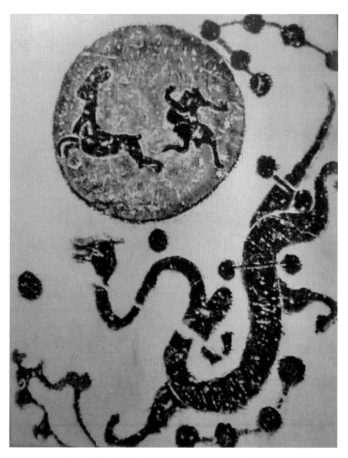

东宫苍龙画像石(摄于河南省博物院)

传统四灵之一，自古就兼具天文与人文、神性与物性的多重属性。后来，宋代的类书《太平御览》引《唐书》的记载又有："见白龙吐物，初在空中，有光如火，至地陷入二尺，掘之则玄金也，形圆。"于是，民间逐渐出现了以珠为导引，飞龙、行龙逐珠奔腾的表演。其实，中国古代描述苍龙与珠的图像，最早可以追溯到商周时期。其中，龙珠的形象被描绘得烈焰熠熠，充满火性，并不像我们今天看到的双龙戏珠表演里，形如珍珠的圆球。冯时研究员说，这是因为龙珠的形象最早对应的是东方七宿中位于龙心的一颗明亮的红色巨星——"大辰星"，也叫"大火星"。古人观测天象以确定时间（也被称为"观象授时"），这流传千年的苍龙戏珠，其实就来源于古人对于天象的观测与艺术想象。

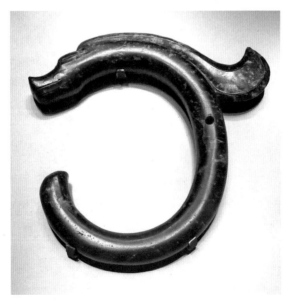

红山文化玉龙（摄于中国国家博物馆）

在三千多年的历史发展与变迁中，不同地域的人们对于龙的想象也有所不同。河南濮阳的"蚌龙"更像是一只巨大的鳄鱼，而在内蒙古赤峰出土的红山玉龙，却有着四种动物的特征：鹿眼、蛇身、猪鼻、马鬃，表现出红山文化先民们独有的想象力和创造力。

其实，中医药人也发现了一种与龙类似的动物。它生活在泥土里，属于环节动物，身体长条形，弯曲柔软。在《神农本草经》中称其为"白颈蚯蚓"，宋代《图经本草》中称其为"地龙"。现代《中国药典》里收载，地龙来源于钜蚓科动物参环毛蚓、通俗环毛蚓、威廉环毛蚓或栉盲环毛蚓的干燥全体。春季至秋季捕捉后，剖开腹部，除去内脏和泥沙，洗净晒干或低温干燥后入药，有清热定惊、通

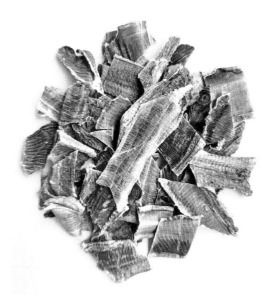

地龙药材

络、平喘、利尿的功效。由于地龙生品的腥味太重，一般需要经过炒制才能入药。炒制后的地龙，可以应用于高热神昏、惊痫抽搐、关节痹痛、肢体麻木、半身不遂、肺热喘咳、水肿尿少等症。除了炒制，还可以将地龙醋制、酒制、油制、盐制等，使它的质地变得松泡酥脆，并矫正臭味，让它更加便于煎制服用。

中国古人对于天龙的想象，来源于对自然天象的观察和认知。中医药人对于地龙的使用，也契合着不同时期对于天龙的想象。在我们祖国广袤的大地上，数千年时空的演变、历史的进程、物种的变迁和思想的进步，都凝聚在我们的日常生活中。传统的节日民俗、服饰、食物、民居、交通，乃至人们的言行举止方式，其实都历经了数千年的沉淀。《易经》中写道："观乎天文，以察时变；观乎人文，以化成天下。"意思就是说，我们要观察天地运行的规律，以认知时节的变化，注重伦理道德，使行为合乎礼仪。这样，才能从生物性的人类转变成有智慧文明的人类。

思考：你能描述一下地龙的药用价值吗？

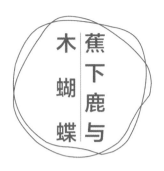

蕉下鹿与木蝴蝶

在《列子·周穆王》中记载了一个关于梦境的故事——
郑国有个樵夫在野外砍柴，碰巧猎杀到一头受惊的鹿。由
于鹿很珍贵，他怕别人看见，便急急忙忙砍下芭蕉叶，想
把鹿藏起来。不过，他很快就忘了藏鹿的地点，便以为只
是做了个梦，在路上边走边念叨这件事。路旁有人听说此
事，便按照他的话，找到那个藏鹿的地方，把鹿取走了。
路人回到家里，得意地告诉妻子说："刚才有个砍柴人，梦
见得到了鹿而不知在什么地方，我现在竟然幸运地找到了
他说的鹿。他做的梦简直和真的一样。"他的妻子听说，就
问他："是不是你梦见砍柴人得到鹿了呢？难道真有那个砍
柴人吗？现在你真的得到了鹿，是你的美梦成真了吗？"
路人答道："我已经真的得到了鹿，哪里用得着搞清楚是他
做梦还是我做梦呢！"

这个故事里的樵夫找不到鹿，就以为自己得鹿藏鹿只
是美梦一场。所以人们就把这个故事，概括成一个词语叫

"蕉叶覆鹿"，形容人生得失不过是美梦一场，不必太在意。而那路人道听途说，竟然真的寻到了鹿，却被妻子怀疑他也只是美梦成真而已。梦境与实境，亦真亦幻。

《庄子·齐物论》中也记载了一个与梦有关的故事，大意是说，庄周在梦里梦见自己变成了一只蝴蝶，翩翩飞舞，自由自在，以为自己就是一只蝴蝶。醒来后恍然发现，原来自己是庄周啊！然后开始感叹，不知到底是庄周梦到自己变成蝴蝶了呢，还是蝴蝶梦到自己变成了庄周？真实与幻境的边界，是否全在于心思中。

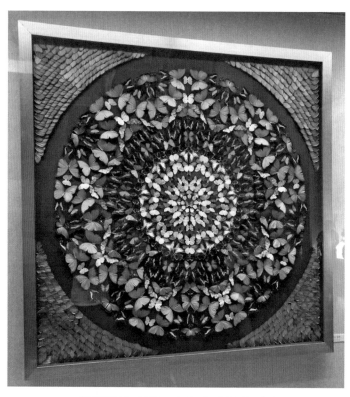

蝴蝶展墙（摄于上海自然博物馆）

后来，唐代的李商隐在一首诗中引用了这个典故："锦瑟无端五十弦，一弦一柱思华年。庄生晓梦迷蝴蝶，望帝春心托杜鹃。沧海月明珠有泪，蓝田日暖玉生烟。此情可待成追忆，只是当时已惘然。"后人在解读这首诗时，说李商隐在诗中追忆自己的青春年华，伤感自己的不幸遭遇，寄托了诗人悲愤惘怅的心情。他借用"庄生梦蝶""杜鹃啼血""沧海珠泪""良玉生烟"等典故，创造出朦胧的意境，进而传达出真挚浓烈又幽深婉转的情思。全诗词藻华美，含蓄深沉，情真意长，感人至深。

因此，蕉下鹿与庄生蝶，就成为人们对人生如梦如幻的感受，无法言明的幻境与现实之间共通感的代名词。蕉下鹿还算是确有其事，庄周梦蝶则很大程度上是他的幻觉。

不过，虽然庄周没能变成蝴蝶，生长在中国南方的一种紫葳科植物木蝴蝶，却实现了"化蝶"的理想。它植株高大，可达 6～10 米，却把自己想要飞翔的梦想，寄托在种子身上。它的种子有一双膜质的透明翅膀，果实成熟后，晒干至开裂，带有翅膀的种子便随风飞扬起来，犹如翩翩起舞的蝴蝶，所以，人们就叫它木蝴蝶。因为木蝴蝶种子的膜质翅膀颜色为淡黄白色，也很像古代写字的宣纸，所以也被称为"千张纸"。

轻舞纷飞的木蝴蝶如梦似幻，中医药人却把它们带进了现实生活中。他们用木蝴蝶的种子泡茶喝，或作为中药材使用。木蝴蝶的种子有着清肺利咽、舒肝和胃的功效，常用于治疗肺热咳嗽、喉痹、音哑、肝胃气痛等。有人认为，用木蝴蝶治疗咳嗽、气喘等呼吸道疾病疗效显著，甚至可以与止咳化痰的名药川贝母媲美。

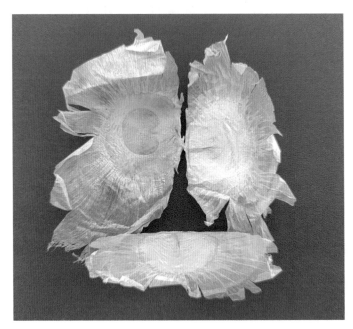

木蝴蝶药材

一棵树，却孕育着飞翔的梦想。庄周在梦中变成了蝴蝶，醒来却发现自己还在人间。樵夫用芭蕉叶掩藏着鹿，鹿却被路人得到。路人得鹿之后，却被妻子笑谈为美梦成真。蕉下鹿故事的最后结局，是樵夫梦见路人得鹿的事后，寻上门来，诉诸官府，路人在讼师的参与下，不得不与樵夫一人分了一半的鹿。

唐代的沈既济在《枕中记》中讲述了一位卢生，在邯郸客店偶遇道士吕翁，因自叹穷困，吕翁便取青瓷枕让卢生稍憩片刻。这时店主正在煮小米饭，卢生在枕上梦中享尽荣华富贵，历遍人世悲欢，一梦醒来，店家的小米饭还没煮熟。后人根据这个故事，流传下来一个成语叫"黄粱一梦"（黄粱就是指小米），比喻虚幻的梦境和不可实现的欲望。

唐代大诗人白居易也曾写下一首诗，叫《疑梦》，其中有："鹿疑郑相终难辨，蝶化庄生讵可知。假使如今不是梦，能长于梦几多时？"

想来，究竟樵夫、路人和庄生，谁是在梦中？谁又不是在梦中呢？人生在世，很多得失荣辱其实都如同美梦一场，最终会归于空无。究竟人生一世，是真是幻，恐怕还要各人自己分说。倒是那位樵夫，如果不相信虚幻的梦境，恐怕最终也不能得到真实的一半之鹿，而那个路人，如果不相信樵夫的梦境之语，恐怕也不能寻到蕉下之鹿。至于庄周，梦蝶与化蝶，都不过是他纵情遨游，不滞于物的人生理想所寄。而那株身形高大，不言不语，却用漫长的时间变化出蝴蝶形态的种子，实现自己飞翔之梦的木蝴蝶，却着实令人心生敬佩！

思考：你能说出木蝴蝶的药效吗？

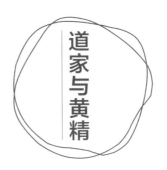

道家与黄精

1981 年，上海美术电影制片厂的虞哲光先生，根据清代蒲松龄《聊斋志异》里的故事，改编导演了一部将立体木偶与平面山水有机结合的水墨木偶动画片《崂山道士》。

木偶动画是中国美术片分类的一种，动画中的角色多以木材为主，同时辅以石膏、橡胶、塑料、钢铁、海绵和金属丝等进行制作。拍摄时将一个动作依次分解成若干个环节，用逐格拍摄的方法拍摄下来，再通过连续放映还原为活动的形象。随着当代电脑绘画技术的蓬勃发展，木偶动画已经很少见了。

《崂山道士》的故事内容大概是这样的：一个名叫王七的读书人，痴迷于一本叫《神仙传》的书，他一心想过上"驾鹤升天，点石成金"的神仙生活。当他的妻子劝他认真读书时，他就赶紧拿起《诗经》假装学习，妻子转身离开后，他又抓起《神仙传》浮想联翩。

于是，他出现幻觉，进入自己的梦境。梦里，王七跋山涉水来到崂山，拜三清观的道长为师。师父要求他先跟众位师兄去砍柴度日。日子一天天过去，王七不堪其苦，开始怀念在家时"衣来伸手，饭来张口"的舒适生活。当他决定偷溜下山时，却瞧见师父用"穿墙术"进了一个院子，师父随手剪纸成月，变幻出美酒美食，又抛出筷子幻化成嫦娥，最后与友人飞入月宫欢饮达旦。他看得着迷不已，恳求师父传授他"穿墙术"。师父见他诚恳，便将"穿墙术"的口诀教给他，又告诫他使用此术不可动邪念。王七欢天喜地回到家中，穿墙而入。他的妻子见状十分惊异，王七洋洋自得，打算表演穿墙入邻居家偷盗，不料直接撞在墙上，额头鼓起一个大包，被妻子哈哈嘲笑。正在他羞愧不已时，梦醒了，妻子招呼王七该吃饭了。原来一切都是一场梦！

这个故事源于中国传统文化中的"慕仙"思想。道教是在中国本土产生和发展的一个教派。老子《道德经》作为道教的重要思想来源，有"人法地，地法天，天法道，道法自然"的论述，与中医药人追求"天人合一"的境界一致。

中国的道教圣地之一——武当山，被称为"亘古无双胜境，天下第一仙山"，1994 年 12 月"武当山古建筑群"被联合国教科文组织列入《世界遗产名录》。在这些古代建筑中，有一座位于天柱峰顶端，铸建于元代大德十一年（1307 年）的古铜殿，是中国现存最早的铜铸仿木结构建筑。古铜殿的全部构件为分件铸造，榫卯拼装，各铸件

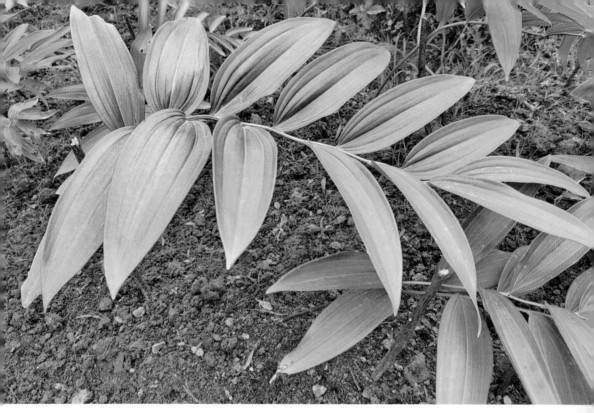

黄精植物

均有文字标明安装部位，格扇裙板上铸有"此殿于元大德十一年铸于武昌梅亭万氏作坊"，是中国现存最大、等级最高的铜铸鎏金大殿。

现在，我们想登上武当金顶，即使有游览车的助力，恐怕也得步行几个小时。不过好在途中风景怡人，可以边爬山边游览。据说，在山路两侧，人们还会遇到许多售卖野生草药的人，其中最常见的草药是一种叫作"黄精"的植物根茎。

早在南朝时期陶弘景的记述中，就提到一位名叫张礼正的汉代道人，服用黄精，得以延年益寿。后来的隋代直至元代，都有道人服食黄精的故事，甚至还有成仙的传说。李时珍在《本草纲目》中引道教《五符经》的记载："黄精获天地之淳精，故名为戊己芝，是此义也。"所以，人们也把黄精称为"戊己芝"。

《中国药典》收载，黄精来源于百合科植物黄精、多花黄精或滇黄精的干燥根茎，有补气养阴、健脾、润肺、益肾的功效，常用于脾胃气虚、体倦乏力、胃阴不足、口干食少、肺虚燥咳、劳嗽咳血、精血不足、腰膝酸软、须发早白，内热消渴等症。现代药理研究还表明，黄精可以调节血糖、降低血脂、调节免疫功能和延缓衰老，是一味药食两用的中药材。

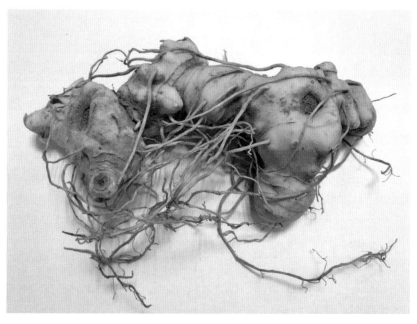

新鲜的黄精根茎

道人在山中修行，参悟天地，服食黄精，补益身体。中医药人在山中采药，发现黄精，应用黄精，治疗疾病。道家与医家，在对天地人三者的思考与探索上，同根同源，它们共同的渊源正是来自《周易·系辞上》："一阴一阳之谓道，继之者善也，成之者性也。"

虽然成仙只是人们美好的幻想与追求，但健康快乐地活着，法于阴阳，和于术数，度百岁乃去，却有许多真实的先例，值得我们探究和学习。

思考：你能说出黄精的药用部位与药用价值吗？

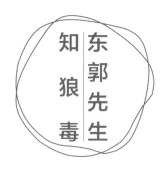

东郭先生
知狼毒

明代马中锡所著的《东田集》中，有一篇《中山狼传》讲述了这样一个故事。

晋国大夫赵简子率领随从到中山去打猎，途中遇见一只像人一样高大的狼，狂叫着挡住了他的去路。赵简子立即拉弓搭箭，只听得弦响狼嚎，飞箭射穿了狼的前腿。那狼中箭不死，落荒而逃，赵简子极为恼怒，便驾起猎车穷追不舍，车马扬起的尘土遮天蔽日。这时，前往中山国求官却迷路的东郭先生，正站在驮着一大袋书简的毛驴旁，四处张望。他正在岔路口犹豫不决的时候，那只狼突然窜了出来。那狼哀求他说："我遇难了，请你赶快把我藏进你的口袋里吧！如果我能够活命，今后一定会报答您的。"东郭先生眼看赵简子的人马卷起的烟尘越来越近，也不由得惶恐地说："我隐藏世卿追杀的狼，岂不是要触怒权贵？然而墨家学说有'兼爱'的宗旨，又不容我见死不救，你赶紧躲进口袋里吧！"

他既不忍看狼的脚爪踩着颔下的垂肉，又不忍见狼的身子压住尾巴，装来装去三次都没有成功。危急之下，狼蜷起身躯，把头低弯到尾巴上，恳求东郭先生先绑好四只脚再装。这一次顺利地装好了。东郭先生刚把装狼的袋子扛到驴背上去，赵简子一行人就奔到了东郭先生面前。问他有没有见到一只恶狼，东郭先生假装不知。赵简子愤怒地斩断了车辕，并威胁东郭先生说："谁敢知情不报，下场就跟这车辕一样！"东郭先生瑟瑟发抖，匍匐在地说："我虽是个蠢人，但还识得狼的凶狠，绝不敢知情不报。这中山的岔道把我都搞迷路了，更何况一只野蛮的狼呢？"赵简子听了这话，就调转车头走了。

当人喊马嘶的声音远去之后，狼在袋子里说："多谢先生救我。请放我出来，受我一拜吧！"可是东郭先生刚把狼放出口袋，狼就恶狠狠地说："刚才多亏你救了我，使我大难不死。现在我饿得要命，你何不把身躯也送给我吃，将我救活到底呢？"说着就张牙舞爪地向东郭先生扑去。东郭先生左躲右闪，围着毛驴跟狼周旋起来。

这时，来了一位拄着藜杖的老人，东郭先生急忙请老人主持公道。老人听他讲述了事情的经过，叹息地用藜杖敲着狼说："你不知道虎狼也讲父子之情吗？为什么还背叛对你有恩德的人呢？"狼狡辩说："他用绳子捆绑我的手脚，用书简压住我的身躯，分明是想把我闷死在不透气的口袋里，我为什么不能吃掉他呢？"老人说："你们各说各有理，我也没有亲眼看见他把你装入口袋，实在难以裁决。俗话说，眼见为实，如果你能让东郭先生再把你往口袋里装一次，我就可以依据事实为你做主，这样你不就有了吃掉他的充分理由？"狼高兴地听从了老人的劝说，当它再次束手就缚、落入袋中后，等待它的是老人和东郭先生的棍棒！

这个故事发人深省，如果那位睿智的老人没有及时出现，恶狼会不会真的把东郭先生吃了？或者，东郭先生把恶狼交给赵简子，结局又会怎样呢？在东郭先生身上，这种不分对象善恶的"兼爱"思想，是否也应该因人而异呢？

经此一事，想来东郭先生对自己好心却没有得到好报，也会有所反思。他一定能更加深切地感受到狼的狼毒与人类的智慧。

中医药人发现，有一种中药材名为"狼毒"，虽然外貌美丽，但有毒性。

青藏高原上的人们，把一种瑞香科草本植物称为狼毒，这种植物常见于海拔 2600 ～ 4200 米的干燥向阳高山草坡或河滩等地。《中国药典》记载的狼毒，是大戟科植物月腺大戟或狼毒大戟的干燥根，春、秋两季采挖，洗净、切片、晒干后入药，有散结杀虫的功效。狼毒外用适量，熬膏外敷，或煎水洗或研粉敷患处，可以治疗淋巴结核、皮癣等。但是狼毒有大毒，人们应用不当，急性中毒后，会出现腹痛、腹泻，它甚至还会导致孕妇流产。将狼毒捣碎入药时，也需要戴好口罩，否则容易引起过敏性皮炎等。

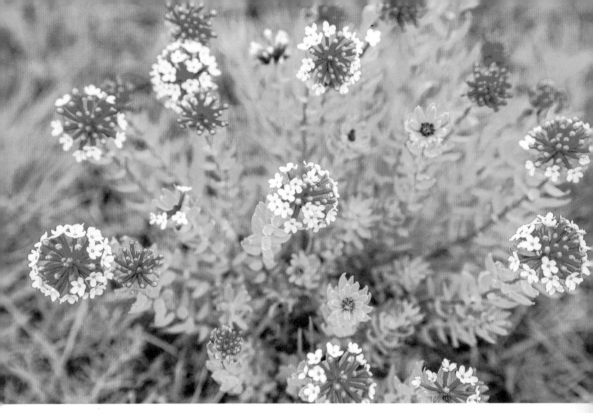

狼毒植物

　　狼毒，寓意如狼之毒，需要谨慎应用。东郭先生与狼的故事，警醒我们要慧眼识人，分清是敌是友。狼毒的应用则告诉我们，如果能对症下药，毒药亦可以化身为良药，医治疾患。中医药人要时刻谨记药王孙思邈提出的"大医精诚"，怀仁善之心，用可畏之药，施精微之术，即使有毒之物，也能救人性命。

　　思考：你能说出狼毒的药用价值与毒性反应吗？

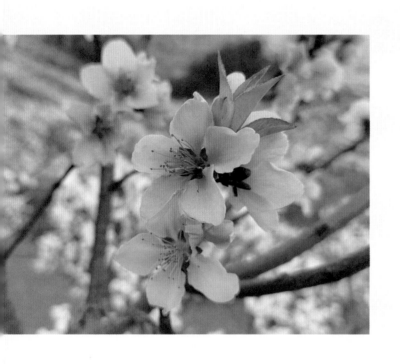

第二章 文人与本草

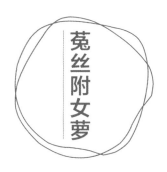

菟丝附女萝

在中国古代，博学多才的文人墨客除了撰写诗词，还创作了许多流传至今的文学作品，其中最令我百读不厌的是曹雪芹所著的《红楼梦》。曹雪芹少年富贵，青年没落，中年潦倒，一生经历了大富大贵与穷途末路。人生境遇的跌宕起伏，引发了他对于人世的诸多反思，最终凝聚于笔端，先后"披阅十载，增删五次"创作出了文学巨著《红楼梦》。文学创作看似简单，实则需要作者巧妙构思、精心布局、字字琢磨、呕心沥血地融入自己的情感与思考，才能成为千古名篇。

那文学创作究竟有没有章法可循呢？早在中国的南朝时期，一位文学理论家刘勰（xié），写下了理论系统、结构严密、论述细致的文学理论专著《文心雕龙》。

《文心雕龙》成书于公元 501 年至 502 年，是中国文学理论批评史上的第一部专著，全书共 10 卷，50 篇。书中全面总结了南朝齐以前的美学成果，细致地探索和论述了语言文学的审美本质及其创造、鉴赏的美学规律，又在探索研究文学创作构思的过程中，初步提出了艺术创作中的形象思维问题。此书流传至今，仍是文学理论专著中不容忽视的一份子。

除了长篇作品，刘勰也品评过诗词。他曾赞誉过十九首"五言之冠冕"的诗。这些诗出自南朝萧统（501—531 年）等人整理编著的《昭明文选》，原诗的作者已经湮没在浩荡的历史长河中，只剩下这些蕴含着深刻情感的古诗，代代流传，被合称为《古诗十九首》。

《古诗十九首》深刻地再现了两汉时期的文人在社会动荡、思想变革的时代，精神追求的幻灭与沉沦、心灵情感的觉醒与痛苦，抒发了人生最基本、最普遍的情感和思绪。全书语言朴素自然，描写生动真切，具有浑然天成的艺术风格，隐约显现出道家与儒家交融的哲学意境，读来令人感动不已。

今天我们要聊的是其中一首："冉冉孤生竹，结根泰山阿。与君为新婚，菟丝附女萝。菟丝生有时，夫妇会有宜。千里远结婚，悠悠隔山陂。思君令人老，轩车来何迟！伤彼蕙兰花，含英扬光辉。过时而不采，将随秋草萎。君亮执高节，贱妾亦何为？"

诗中描述的是一对新婚却离散的夫妻（也有人认为是二人已有婚约，但男方并未迎娶女方）。妻子把自己比作附生在女萝身上的菟丝，日夜思念着远行的丈夫。眼看着自己的青春流逝，丈夫依然没有归来，于是只好用"君亮执高节"来安慰自己。

夫妻离散，思念不绝。那为什么要用菟丝与女萝来形容夫妻呢？《昭明文选》中有注解："菟丝女萝并草，有蔓而密，言结婚情如此。"原来，菟丝和女萝是两种蔓生植物，它们的茎蔓互相缠绕，依附而生，用这二者比喻两个生命的结合，确实贴切。

植物学研究表明，菟丝喜欢缠绕并寄生在其他植物身上，以获取营养。女萝很可能是植物松萝，大概古人经常

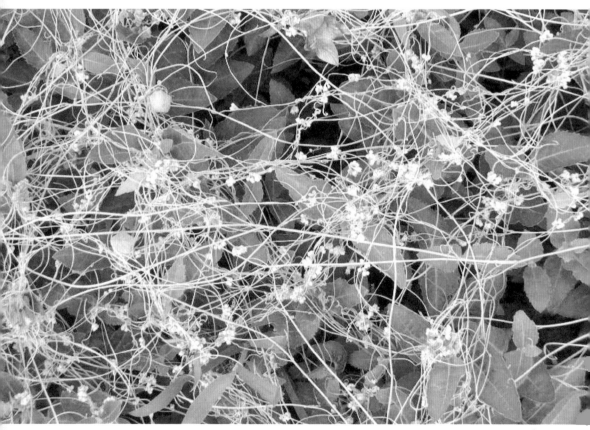

菟丝（黄色丝状植物）

见到菟丝缠绕在"女萝"身上，心有所感，于是就用它们来形容夫妻之间的关系。

不过，寄生的植物通常会影响宿主的生活，人们是不是应该除去依附的菟丝，以免危害宿主植物呢？其实大可不必。中医药人时常收集菟丝的种子，干燥后作为药材菟丝子使用，它有补益肝肾、固精缩尿、安胎、明目、止泻的功效，用于肝肾不足、腰膝酸软、目昏耳鸣、脾肾虚泻等症，外用还可以消风祛斑，用于治疗白癜风。可见，菟丝子是一味滋阴补肾的良药。

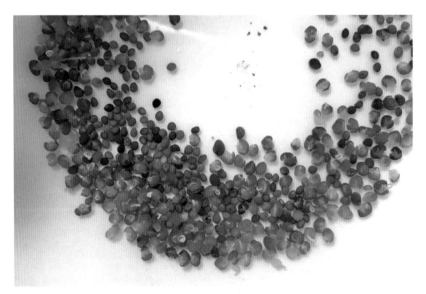

菟丝子的"吐丝"现象

那菟丝子还有什么特点呢？原来，人们用沸水浸煮菟丝子时，发现它先是表面出现黏性，再继续加热煮到种皮破裂，便露出了黄白色卷须状的胚，形如吐丝，所以它有个别名就叫"吐丝子"。

菟丝与女萝，依附共生，譬如夫妻二人组成家庭、努力工作、操持家务，都在默默地付出和经营。夫妇二人若能同心协力，经营好自己的小家庭，用心教育儿女，善待老去的父母，结伴度过漫漫人生路，何尝不是美好的生活呢！

思考：你知道如何辨认真正的菟丝子吗？

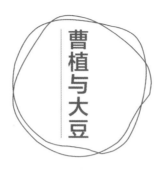

曹植与大豆

一本介绍汉代乐舞的书中形容舞女的姿态用的是"翩若惊鸿，婉若游龙"。我对这八个字一见倾心，它们唤醒了我对中国古典舞最美妙的想象与热爱。时至今日，我仍然觉得这八个字有着饱满无尽的生命力。它们表现出的不仅仅是一种舞蹈的姿态，更是一种人类本源的动态与美感。后来我找到了这八个字的出处，原来是三国时期曹植所写《洛神赋》中的句子。

曹植（192—232 年）是三国时期的著名文学家，他的代表作有《洛神赋》《白马篇》《七哀诗》等。他的诗文以笔力雄健和辞藻华美见长，现存的《曹子建集》是由宋人所编。南朝时期的文学家谢灵运曾有"天下才有一石（dàn），曹子建独占八斗"的评价，所以后人也用"才高八斗"形容才华横溢的人。清代王士祯曾评价说："汉魏以来二千年间，诗家堪称'仙才'者，唯有曹植、李白、苏轼三人。"曹植的诗作既体现了《诗经》哀而不伤的典雅，又蕴含着《楚辞》窈窕深邃的奇谲，既继承了汉代乐府反映现实的笔力，又保留了《古诗十九首》中温丽悲远的情调。曹植的诗作有着自己鲜明独特的风格，完成了乐府民歌向文人诗篇的转变。

随着历史的进程，辞藻优美、情意绵长的《洛神赋》吸引着越来越多的人。传说，晋代画家顾恺之以曹植的《洛神赋》为底本，根据诗人文学创作的主题思想，以高度的艺术想象力与传神的绘画功力，形象地塑造和安排情节，描绘出曹植与洛神之间缠绵哀婉的爱情故事，创作了一幅长卷《洛神赋图》，表达出原作的意境。我们今天看到的是

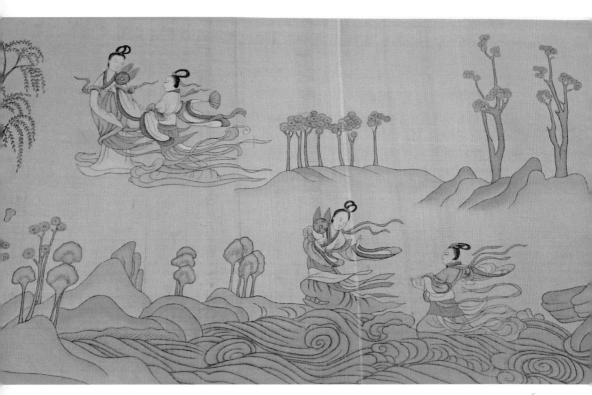

《洛神赋图》摹本（摄于中国国家博物馆）

宋代的临摹本，分别收藏在北京故宫博物院、辽宁省博物馆等处，被誉为中国十大传世名画之一。

《洛神赋图》全卷分为三部分，具有强烈的神话气氛和浪漫主义色彩。全画想象力丰富、人物生动传神、情感炽热纯洁、画面虚实疏密相间，使人感受到飘逸浪漫、诗意盎然的意境美，达到了诗歌与绘画的相互交融与统一。画面人物安排疏密得宜，在不同的时空中自然交替、重叠、交换，在山川景物的描绘上，也展现出一种梦幻缥缈的空间美。全图设色艳丽明快、用笔细劲古朴、线条准确流畅、充满动感、饱含诗意之美。曹植对洛神的描写，如"翩若惊鸿，婉若游龙""髣髴（仿佛）兮若轻云之蔽月，飘飘兮若流风之回雪""皎若太阳升朝霞""灼若芙蕖出绿波"等，以及对主题人物关系的描写，在画中都得以生动传神地体现。画卷形象地传达出原文的唯美境界，被认为是不逊于原作品的传神之作。

当年，曹植写下《洛神赋》是通过在想象空间与仙女洛神相遇，而产生一段难忘的爱情故事，来寄托自己对死去情人的眷恋与怀念，并隐喻自己在政治上的郁郁不得志。身为曹操的儿子，曹植少年时充满斗志、一心报国，曾写下"捐躯赴国难，视死忽如归"的豪言壮语。然而，当他的哥哥曹丕称帝后，对曹植心生戒备，传说，曹丕曾让曹植在七步之内作诗一首，否则就要处死他。曹植临危不乱，写出著名的《七步诗》，其中"煮豆持作羹，漉菽以为汁。

萁在釜下燃，豆在釜中泣。本自同根生，相煎何太急"用同根而生的萁和豆，来比喻同父共母的曹丕与自己，十分哀婉。曹丕听了以后心生惭愧，不忍杀他，就把曹植贬为安乡侯。这个故事既赞扬了曹植的才思敏捷，也揭露出统治阶级内部争权夺利、互相杀戮的残酷。

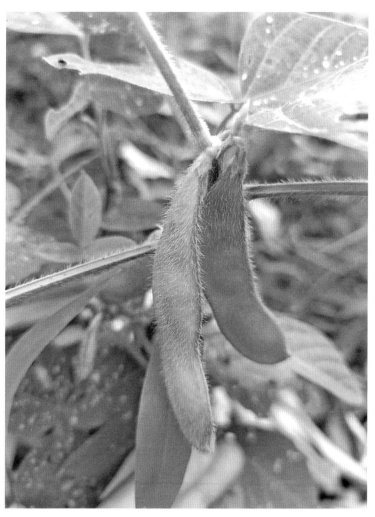

未成熟的大豆果实

由此诗也可以看出，三国时期，人们就已经把豆类作为重要的粮食作物了。现在我们说的豆子是指黄色的大豆，它含有丰富的植物蛋白，价廉易得，可以用来煮粥煲汤，制成豆腐、豆皮、豆花、豆浆等，是我们常吃的食物。大豆的成熟种子经发芽干燥后的炮制加工品，还被中医药人用作药材，叫作"大豆黄卷"。它有解表祛暑、清热利湿的功效，常用于暑湿感冒、发热汗少、胸闷脘痞、肢体酸重、小便不利等症。

此外，将大豆干燥成熟的种子，拌入桑叶、青蒿的煎煮汤液中，蒸透稍晾后，再用煎过的桑叶、青蒿渣覆盖，闷使发酵至"黄衣上遍"（即豆子表面布满黄色菌丝）时取出，除去药渣，洗净后置容器内再闷 15 ～ 20 天，至充分发酵、香气溢出时取出，略蒸干燥后就制成淡豆豉，有解表除烦、宣发郁热的药效，可以用于感冒、寒热头痛、烦躁胸闷、虚烦不眠等症。除了日常食用与药用，豆类制品还被制成"素肉"端上餐桌，满足那些既想吃肉食，又担心脂肪过多的人们，人们称这样的"植物荤食"为"全素宴"。说到这里，你想不想去尝试一下"素肉"呢？

思考：你能说出哪些与大豆有关的药材？

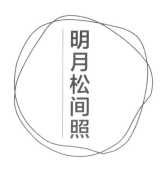

明月松间照

　　中国唐代有很多独具特色的诗人，他们风格迥异、个性鲜明，后世给他们的雅号也各不相同。比如，潇洒豪放的李白被称为"诗仙"，沉郁苦难的杜甫被称为"诗圣"，笔耕不辍的白居易被称为"诗魔"。这些诗人，生时境遇大多坎坷波折，历经人间悲欢离合，深味人情冷暖，阅尽世态炎凉，却依然顽强不屈，保有一颗赤诚之心，将自己毕生的感悟，化作或长或短的诗篇，记录下当时的颠沛流离、人事无常、精神信念。他们在苦难中淬炼出的璀璨诗篇，在历史上涂抹出浓烈的个人色彩，也带给后世人们无尽的追思。

　　唐代的诗人大多感情热烈、特立独行，但是在热闹的诗人群体中却有一位以"清淡"而著称。他的诗作清新脱俗、平淡自然、诗画交融，还蕴含着空明的禅意，因此被后世称为"诗佛"。他就是王维，字摩诘，曾任职唐肃宗的尚书右丞，因此也被称为"王摩诘"或者"王右丞"。

流传至今的王维诗作超过400首，有许多诗句都令人百读不厌、掩卷深思。比如《送元二使安西》中，"渭城朝雨浥轻尘，客舍青青柳色新。劝君更尽一杯酒，西出阳关无故人"是他道不尽的离别牵挂。比如《红豆》中，"红豆生南国，春来发几枝。愿君多采撷，此物最相思"是他说不完的睹物思人。比如《鹿柴》中，"空山不见人，但闻人语响。返景入深林，复照青苔上"是他无法言喻的清淡空寂。比如《竹里馆》中，"独坐幽篁里，弹琴复长啸。深林人不知，明月来相照"是他寄情于古琴明月的心境写照。

王维的诗作里蕴含着深情厚意，只是并不浓烈，像一杯清茶，散发出令人心旷神怡的芬芳。除了清淡幽雅，他的诗还有一个独特之处，就是用简短的五言和七言诗句，营造出清新动人的画面感。所以，宋代的苏轼曾经形容他"诗中有画，画中有诗"。传说王维善画山水，现存的《雪溪图》（现收藏于台北故宫博物院）等画作，虽然只有黑白二色，却营造出一片空灵之境，氤氲着清静平和的气息。因此，明代画家董其昌将他推崇为南宗画派（也代指文人画）的始祖。空山、故人、明月、深林，都是王维诗中常见的描写对象。其实他还写过一些植物，比如《辛夷坞》中，"木末芙蓉花，山中发红萼。涧户寂无人，纷纷开且落"描绘的是在山中独自开放与凋谢的辛夷花。《山居秋暝》中，"空山新雨后，天气晚来秋。明月松间照，清泉石上流。竹喧归浣女，莲动下渔舟。随意春芳歇，王孙自可留"描绘的是秋天的雨后空

山，寂静的松林清泉，还有喧闹的竹溪荷塘。这些山石植物
与活泼人声，撼动着诗人的心，使他的清淡空寂之感也变得
生动了许多。尤其是那句"明月松间照，清泉石上流"，将
淡雅的寂静与清丽的水声交融，使诗意与画境共生，得到后
世之人无限的喜爱。明月，本就是中国人心中诗意的源泉，
更何况还伴随着松风和清泉。"大雪压青松，青松挺且直"，
松树，自古就在中国人的意象中代表着坚韧不拔、刚直不
屈，是中国人喜爱的树木之一。人们将它遍植各地，作为园
林绿化植物或精致的盆景观赏。

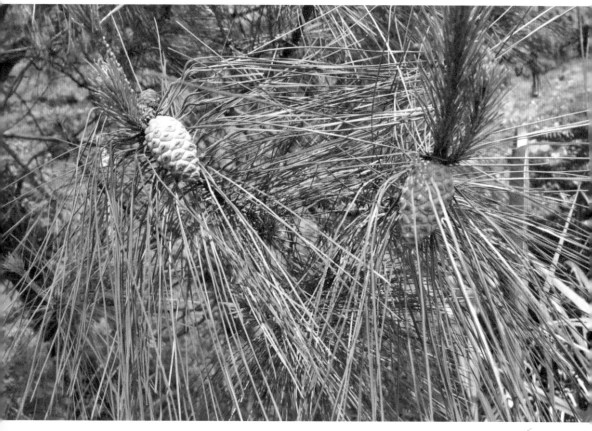

马尾松植物

松树上还有多种药材。松针具有祛风燥湿、杀虫止痒、活血安神的功效。马尾松、油松的花粉干燥后入药，称为"松花粉"，将适量松花粉外用，撒敷患处，可以收敛止血、燥湿敛疮。马尾松或油松的"油松节"可以祛风燥湿、舒筋通络、活血止痛。将松科松属多种植物中渗出的油树脂，经蒸馏或其他方法提取后得到的挥发油，称为"松节油"，可以外用于缓解肌肉痛或关节痛等。油树脂提取挥发油后剩余的固体树脂也被称为"松香"，多外用，有祛风燥湿、拔毒排脓、生肌止痛的功效。同时，松香也是常用的黏合剂和重要的化工原料。

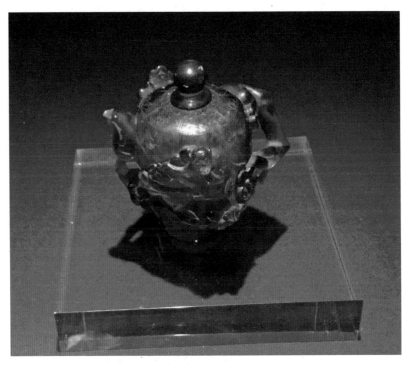

清代琥珀工艺品（摄于广东省博物馆）

此外，跟松树有关的还有一种宝贝。远古时期松柏等植物的树脂，经过漫长的地质作用，包埋或者没有包埋小型昆虫，而最终形成有机混合物——琥珀，也叫"松脂化石"。据报道，2016年3月6日，中国科学家发现了迄今为止世界上最为古老的琥珀矿石，它的地质年龄在九千九百万年左右。中医药人把琥珀作为药材使用，它有镇惊安神、散瘀止血、利水通淋的功效。

很有趣吧？人与草木，相依相伴，我们热爱丰富多彩的大自然，自然也赐予我们无尽的宝藏。相信还有更多人与自然的奥秘，等待着大家去探索和发现呢！

思考：你能说出来源于松树的药材有哪些吗？

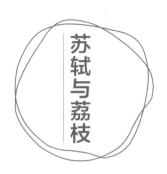

苏轼与荔枝

　　说起古代爱吃水果的诗人，苏轼一定得算一个。那首"罗浮山下四时春，卢橘杨梅次第新。日啖荔枝三百颗，不辞长作岭南人"的诗作，把苏轼虽被贬谪到岭南偏远之地，却爱上当地的新鲜水果，忍不住贪吃荔枝的形象，描绘得深入人心。

　　据说，最早记载荔枝的文献是西汉司马相如的《上林赋》，其中"荔枝"写作"离支"，作割去枝丫之意。原来，那时的人们就已经认识到，这种水果想要保鲜期长一点，便不能离开枝叶。对此，明代的李时珍也表示认同，他在《本草纲目·果部·荔枝》中记载，按白居易云："若离本枝，一日色变，三日味变。则离支之名，又或取此义也。"大约从东汉开始"离支"被写成了"荔枝"。

　　荔枝的味道确实鲜美，令人一见倾心。早在唐代，就有一位皇帝的妃子因为爱吃荔枝而被人们议论纷纷。诗人杜牧在他的诗作《过华清宫绝句》里描写了这件事："长安回望绣成堆，山顶千门次第开。一骑红尘妃子笑，无人知是荔枝来。"这位因荔枝到来笑逐颜开的妃子，就是传说中古代四大美女之一的杨玉环。

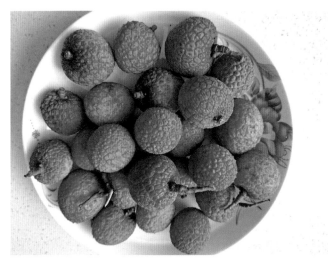

荔枝

不知道爱吃荔枝的苏轼是否也读过杜牧这首诗，他在"日啖荔枝三百颗"的时候，有没有想到过"一骑红尘妃子笑"的故事，从而生出"知音"之感？不过，时间相隔太远，苏轼来到岭南，爱上荔枝，恐怕该算是他的意外之喜吧！

苏轼（1037—1101 年），字子瞻，号东坡居士，唐宋八大家之一，被誉为宋代文学成就最高的代表。他有许多著名的诗词和文学作品传世，比如，《前赤壁赋》《后赤壁赋》《江城子·十年生死两茫茫》《水调歌头·明月几时有》《念奴娇·赤壁怀古》《临江仙·夜饮东坡醉复醒》《定风波·莫听穿林打叶声》等，都十分脍炙人口、历久弥新。

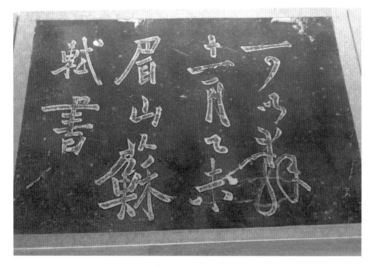

苏轼书法拓片

不过，如果你只认为苏轼是一个文学大家和美食大家，那你就需要继续发掘一下他的"周边"了。宋代后期有一部医学著作，叫《苏沈良方》，据说其中的"苏"就是来源于苏轼编著的《医药杂说》（又名《苏学士方》）。所以，苏轼的身份多种多样，除了文学家，他还是一个有所体会的医药学家。要是这么认知苏轼的话，我们还可以顺便思考一下他爱吃的荔枝，会不会也有什么医药价值呢？

原来，荔枝的果肉（植物学术语称为假种皮）营养丰富，含有多种维生素，适量食用可以健脾益肝、理气补血、温中止痛、宁心安神。现代研究表明，食用荔枝还可以改善失眠健忘等症状，促进皮肤的新陈代谢，延缓衰老。只是，在吃荔枝前后建议适当喝点儿淡盐水、凉茶或绿豆汤，或者把新鲜荔枝去皮浸入淡盐水，放入冰柜里冷藏后食用，这样可以防止食用荔枝引起虚火，也有醒脾消滞的功效。

此外，用荔枝壳煎水喝，也能缓解荔枝的热性。建议成年人每天吃荔枝一般不要超过300克，儿童一次不要超过5枚，而且不要空腹吃荔枝，最好是在饭后半小时再食用。除了荔枝的果肉，中医药人还发现，人们吃荔枝果肉时丢弃的荔枝核，也可以收集起来，干燥后作为药材使用，有行气散结、祛寒止痛的功效。

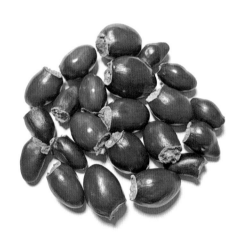

新鲜的荔枝核

鲜美的荔枝果肉富含多种维生素，果核具有独特的药效，它虽然生长在遥远的岭南地区，却仍因自身的美好，得到了诗人和美人的喜爱。我们做人是不是也该如此呢？坚守自己的独特之处，每一个平凡而独特的人，都有自己的闪光点，总有一天，会被世界看见！

思考：你能说出荔枝果肉和果核的药效吗？

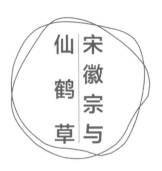

说起中国历史上颇有才华的皇帝，宋徽宗赵佶（1082—1135 年）一定名列前茅。他那一手"瘦金体"潇洒狂傲，独步天下，无人能及。时至今日，独一无二的"瘦金体"仍被无数人欣赏着、赞叹着它的举世无双。

除了书法，宋徽宗还十分推崇绘画。他从多方面完善了宫廷画院制度，设置画学，形成了一个特定的中国美术教育模式，将宫廷画院推向其历史高峰，甚至将绘画作为一种科举升官的考试方法。当时一些著名的诗词画题，如"踏花归去马蹄香""野渡无人舟自横"等，曾引发出许多新的绘画创意。在他的宣和画院里，培养出了王希孟、张择端、李唐等一大批杰出的画家。他组织编撰的《宣和书谱》《宣和画谱》《宣和博古图》等书，至今仍是美术史研究中的珍贵史籍，有着极其重要的参考价值。

然而，如此有艺术追求的宋徽宗，后人给他的评价却是一句"诸事皆能，独不能为君耳"，实在是令人无限叹息！

怪不得人们常说，艺术尤能移情易性，寻常人不可轻易触碰。

我们今天就来欣赏一幅徽宗赵佶的著名作品《瑞鹤图》吧！传说，在北宋政和二年（1112年）的汴京城（今河南开封）里，正值元宵佳节，夜晚举行了盛大的灯会，宋徽宗登上城楼与民同乐，很晚才回到宫中。第二天一大早，忽然有官员来报，说宣德门上空出现了一群仙鹤，在宋徽宗曾经登临的城楼上空盘旋飞舞，争鸣应和。整个京城内外，人们争相观望，纷纷称赞这是"太平盛世，祥瑞之兆"。宋徽宗急忙赶到现场，果然看到一群仙鹤飞舞九天，长鸣如诉，久久不愿离去。

宋徽宗亲睹此景十分兴奋，认为祥云缭绕，仙鹤翱翔，乃是国运兴盛之兆，回宫后亲笔画下了这幅《瑞鹤图》，并用他独特的瘦金体，题诗一首："清晓觚棱拂彩霓，仙禽告瑞忽来仪。飘飘元是三山侣，两两还呈千岁姿。似拟碧鸾栖宝阁，岂同赤雁集天池。徘徊嘹唳当丹阙，故使憧憧庶俗知。"落款签上他给自己起的笔名"天下一人"，又写了段题跋，记述当时的情景。然而，这幅兼具浪漫主义色彩和写实主义描写的画作，后来散落民间，不知所踪。六百年后，归藏清宫内府，1950年，被收入辽宁省博物馆，终得安身。

宋徽宗的书法确实潇洒俊美，绘画技艺也十分高超。《瑞鹤图》中的群鹤姿态各异，顾盼相应，栩栩如生。在中

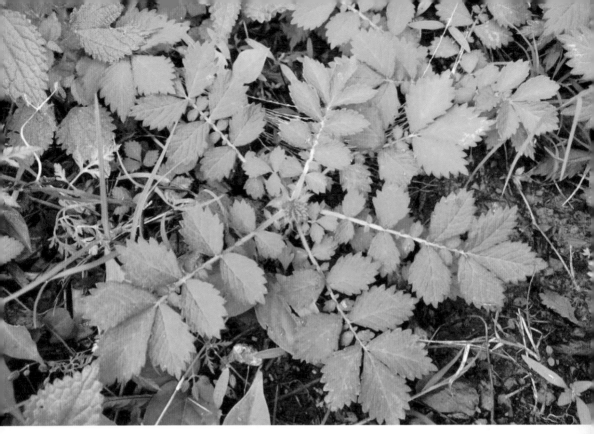

仙鹤草（龙芽草）植物

国的传统绘画中别具一格，饱受赞誉。

民间传说，有一只黄色的仙鹤受伤后坠落鹦鹉洲头，被当地一位老中医救治。后来老人乘鹤登仙，留下救治过仙鹤的小草，被称为仙鹤草，老人曾居住过的高楼，就是赫赫有名的黄鹤楼。

鹤鸣九皋，不能常见，我们就来认识一下这株仙鹤草吧！

仙鹤草的原植物叫龙芽草，我觉得最特别的是它的叶片，那是单数羽状复叶，而且相邻两个对生的大叶片之间还有对生的小叶片。它的花序呈长穗状，花朵从下往上依次开放，花瓣亮黄色。它的果实呈倒圆锥形，绿色，顶端有多个钩刺。中医药人采集仙鹤草的地上茎叶部分作为药材使用，有收敛止血、截疟、止痢、解毒、补虚的功效。

小小的仙鹤草救治了仙鹤，还流传下一位老人乘鹤登仙的故事。虽然仙人遥不可及，但是黄鹤楼还矗立在鹦鹉洲头，众人可以登临远眺，回想当年。而那株仙鹤草，仍然被收藏在中医药人的药斗里，治疗着一个又一个的患者，发挥着它真实的疗效。

宋徽宗看到了仙鹤，心生欢喜。估计他根本想不到，在中医药人心中，仙鹤草才是更有"祥瑞之兆"的存在吧！

思考：你能描述一下仙鹤草的叶片特征吗？

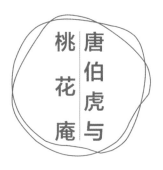

唐伯虎与桃花庵

演员周星驰凭借高超的喜剧天赋，带给人们无数的欢声笑语，除了被奉为经典的《大话西游》系列，他演绎的《唐伯虎点秋香》也同样令人难忘。且不说唐伯虎与秋香是否真的有一段故事，单就唐伯虎这个人一生的坎坷命运，就足以令人感慨万分了。

唐伯虎（1470—1524 年），原名唐寅，字伯虎，号六如居士。少年时的唐伯虎家境富裕，衣食无忧，天资聪颖，才华横溢。25 岁时，他的父亲去世，家庭遭遇变故，妻、子皆亡。29 岁时，他参加乡试，高中第一名解元，后因卷入考场舞弊案，获罪入狱，从此仕途无望，游荡江湖，遂返乡以卖画为生，直至离世。后世评价他诗书画皆能，在绘画上可以与沈周、文征明、仇英并称"吴门四家"（又称"明四家"），在诗文上，又与祝允明、文征明、徐祯卿并称为"吴中四才子"。

上海博物馆有一幅唐伯虎的《秋风纨扇图》，笔墨俊秀，布局疏朗，风格清逸。人物体态优美，色彩典雅秀丽，笔简意赅，意趣生动。至于唐伯虎的诗作，最脍炙人口的应该就是那首《桃花庵歌》了："桃花坞里桃花庵，桃花庵里桃花仙。桃花仙人种桃树，又摘桃花换酒钱。酒醒只在花前坐，酒醉还来花下眠。半醒半醉日复日，花落花开年复年。但愿老死花酒间，不愿鞠躬车马前。车尘马足富者趣，酒盏花

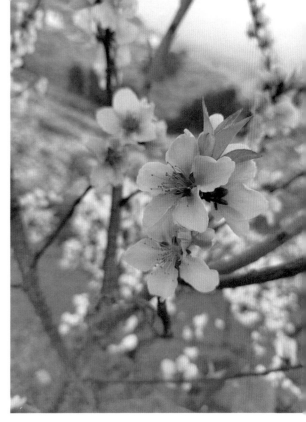

桃花

枝贫者缘。若将富贵比贫贱，一在平地一在天。若将贫贱比车马，他得驱驰我得闲。别人笑我太疯癫，我笑他人看不穿。不见五陵豪杰墓，无花无酒锄作田。"（此为流传版本之一）。

在穷困潦倒的岁月里，唐伯虎仍然坚持认为"年老少年都不管，且将诗酒醉花前"的生活是最值得向往的，他的诗歌充满着潇洒的意象，表达出狂放和孤傲的心境以及对世态炎凉的感慨。或许是后世人不忍心看到唐伯虎如此孤寂落寞的一生，于是给他附会了许多风流故事，使他真实的失意、落寞、愁苦人生被渐渐隐去，而流传下来一个机智幽默、玉树临风、乐观积极、才华横溢的风流才子形象。

唐伯虎居住的桃花坞，其实是中国江南重要的民间木版年画产地。桃花坞年画最早源于宋代的雕版印刷工艺，由绣像图演变而来，到明代发展成为民间艺术流派，至清代雍正、乾隆年间为鼎盛时期，每年出产的桃花坞木版年画可达百万张以上。2006年5月20日，桃花坞木版年画被国务院批准列入第一批国家级非物质文化遗产名录。

那么唐伯虎种下的桃树呢？"桃之夭夭，灼灼其华"，中国人自古就栽种桃树。赏花饮酒自然是美事一桩，采摘果实也可以填饱肚皮。虽然唐伯虎摘桃花换酒钱，但他并未提到，桃树身上还有一些独特的中药材。比如，桃树的干燥枝条，入药叫作"桃枝"，可以活血通络、解毒杀虫。收集桃树未成熟而脱落的果实，入药叫作"瘪桃干"，可以敛汗涩精、活血、止血、止痛。取出桃树成熟果实的种子，入药叫作"桃仁"，可以活血祛瘀、润肠通便、止咳平喘。甚至，桃树树干因为受到真菌等侵染，而分泌出来的红褐色"桃胶"也被作为中药材使用，有

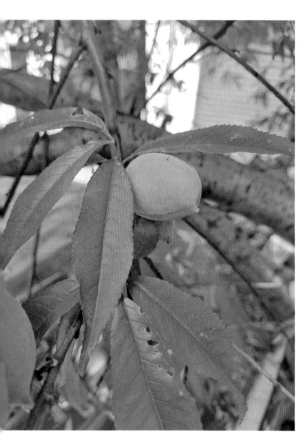

未成熟的桃子

和血益气、养胃止痛的功效。桃胶也常与银耳等搭配食用，有美容养颜、润泽肌肤的效果。桃胶还可以作为食品添加剂使用，在化工、化妆品、印染等行业也有广泛应用。

很多时候，人类的生命并不及草木恒久。唐伯虎早已离开人世，但他喜爱的桃树却被人们种植在房前屋后，赏花摘果，采药疗疾，造福着一代又一代的子孙。人生有尽头，但传承无尽处。唐伯虎将他用心创作的作品留在了人间，后人们看到他的画，读到他的诗，就会知道他曾经怎样生活过。也许，只要有作品在，人就得到了永生。

思考：你能说出桃树身上的药材有哪些吗？

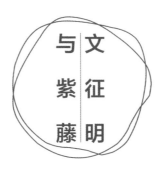

文征明与紫藤

传说，中国古代有一位仙风道骨的老人，他辞官归隐的方式十分特别。他并没有告老还乡，隐没在山林里，而是骑着青牛去向未知的远方。他就是中国传统道家学派的创始人和主要代表人物——老子，也就是后来吴承恩的奇幻小说《西游记》里的"太上老君"。

据说，老子曾担任藏书馆的史官，以博学而闻名天下，儒家的至圣先师孔子也曾入朝向他请教。春秋末年，天下大乱，老子弃官归隐，骑青牛西行。经过函谷关时，他受关令尹喜之请，著述《道德经》五千言，流传至今，已成为全球文字出版发行量最大的著作之一，老子也被列为世界文化名人、世界百位历史名人之一。

我们今天暂且不去探讨《道德经》的无限内涵，我们就谈谈他骑着青牛，途经函谷关，遇见关令尹喜的故事。唐代司马贞著《史记索隐》引汉代《列仙传》中的记载说："老子西游，关令尹喜望见有紫气浮关，而老子果乘青牛而

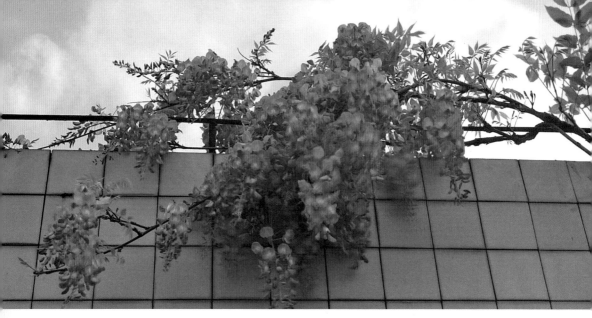

紫藤花

过也。"意思就是，函谷关的关令尹喜，在老子骑青牛入函
谷关时，见有"紫气东来"遂迎上了老子，请求他传授一
些知识，老子见他诚心求教，便留下五千言《道德经》后
飘然离去。

此后，"紫气东来"一词就成为一种祥瑞之兆，代代相
传。尤其是后来的高官官服多为紫色，所以古人把紫色视
为吉祥高贵的象征。到了明代，有一位归隐家乡的士人文
征明（1470—1559年）在他的好友王献臣的私人园林里，
栽种了一棵紫藤。每年春天，开满紫色花簇的紫藤，寓意
紫气东来、飞黄腾达，令人赏心悦目。这棵紫藤，至今仍
然在苏州的拙政园里生长着，一派生机盎然。

从文征明种下这棵紫藤至今已有四百余年。缠绕攀援的
紫藤枝条"蒙茸一架自成林"，主干的胸径已达到22厘米，
植株蜿蜒生长，鹤形龙势，花开时如璎珞流苏，垂下串串
紫玉，美不胜收，令人流连忘返，赞赏不已。因此，这棵

紫藤也被誉为"苏州三绝"之一。

著名的建筑设计师贝聿铭（1917—2019年）先生，在设计苏州博物馆时，就专门引种了这棵紫藤的种子。他说这是苏州的"文脉"，必须要代代传承下去。如今，苏州博物馆每年会采集一些这棵紫藤的种子，做成纪念品送给来自五湖四海的游客。他们说，这是一种活着的文物。苏州文博人希望通过传播古老紫藤的种子，把苏州的文化传播到世界各地。想想看，这是多么浪漫而又珍贵的礼物啊！

不过，在中医药人的眼中，自然万物皆有药性，紫藤当然也不例外。紫藤的花干燥后可以解毒、止泻；种子可以治疗筋骨疼痛；树皮可以杀虫、止痛等。同时，中医药人也发现，紫藤的豆荚、种子和茎皮有小毒，人们食用紫藤豆荚和种子会发生呕吐、腹痛、腹泻甚至脱水等情况，而儿童误食两粒紫藤种子就会引起中毒。所以，紫藤作为药材，需要谨慎使用。

四百余年的文衡山手植藤，传承着苏州的文脉，将种子洒向世界各地。中医药人手里的紫藤药材，却带着略微的毒性，救治不同的疾患。紫藤之美，美在吉祥的寓意，如烟霞般灿烂。紫藤之用，却是它美丽之后的沉淀，毒性之中的药效。也许，我们欣赏紫藤，喜爱的更多是它带来的美好和浪漫之感，而它的药效，只不过是附赠给人们的礼物吧。

思考：你能说出紫藤种子有什么药效吗？

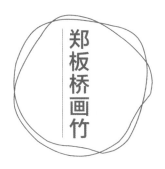

郑板桥画竹

在中国美术史上有八位著名的画家，他们生活在清代康熙中期至乾隆末年，行踪活跃在江苏扬州地区，因为各自的书画风格独特，且都具有清高狂放、直抒胸臆等特征，所以，他们被统称为"扬州八怪"。其实，这八位画家大多出身贫寒，生活清苦，性格孤傲，书画只是他们抒发胸怀志向、表达真实情感的媒介。他们的作品因情意真切、画风独特而受到世人喜爱。目前，比较公认的八人分别是郑燮、高翔、金农、李鱓（shàn）、黄慎、李方膺、汪士慎、罗聘。

今天我们要聊的就是其中的郑燮。郑燮（1693—1766年），号板桥，江苏兴化人，常居扬州，以书画营生。他擅画兰、竹、石、松、菊等，尤其是画兰竹五十余年，成就最为突出。他的画风清朗疏淡，风格劲峭，书法自称"六分半书"，并将书法用笔融于绘画之中，别具一格。

郑板桥一生痴迷于竹，从种竹到画竹，从用竹到咏竹，他与竹结下了不解之缘。郑板桥流传至今的许多画作都是以竹为描绘对象，比如《竹石图》，竹子画得清瘦挺拔，节节屹立，直冲云天，每一张叶子都有不同的姿态，墨色水灵，浓淡有致，栩栩如生地表现出竹的气韵与质感。而且这幅画构图精妙，竹子纤细清飒的美，更能衬托出石的骨相坚定。竹子这种丛生植物，已化身为郑板桥精神理想的幻影。

其实，早在晋代王羲之的《兰亭集序》中就出现了"茂林修竹"，可知中国人对竹子的欣赏与喜爱源远流长。传承至今，"梅兰竹菊"已成为中国人认定的植物"四君子"。古代文人把竹子的生物特征或形态，同人类的高尚品德联系起来，认为竹子"可焚身而不毁其节"，空心生节，一如君子虚怀若谷、气节高尚；修直挺拔，一如君子刚直不阿、宁折不弯，所以对竹子格外青睐。宋代文学家苏轼曾经有言："宁可食无肉，不可居无竹。"

但是，郑板桥却认为"以区区笔墨供人玩好"是可耻的"俗事"，他更倾向于用竹子表现自己的气节与追求。为此，他写下了许多脍炙人口的题画诗，如"咬定青山不放松，立根原在破岩中。千磨万击还坚劲，任尔东西南北风"郑板桥借竹喻人，表达着对拥有竹子一样坚韧品格的君子的敬佩。"衙斋卧听萧萧竹，疑是民间疾苦声。些小吾曹州县吏，一枝一叶总关情"托物言志，表达出他为官清正，关心百姓疾苦，以民为本的作风。在他弃官归隐时曾作诗："乌纱掷去不为官，囊橐萧萧两袖寒。写取一枝清瘦竹，秋风江上作渔竿。"以此来表达自己一身正气，两袖清风，不贪慕功名的豪情。他还说："凡吾画兰、画竹、画石，用以慰天下之劳人，非以供天下之安享人也。"

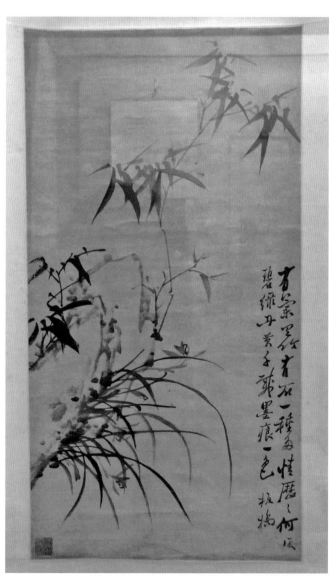

郑板桥的画（摄于重庆中国三峡博物馆）

对于如何画竹，苏轼曾有"胸有成竹"的绘画理论，他强调运笔之前要成竹在胸，构图时讲究不求形似而着眼于神韵。郑板桥与苏轼的论述不同，他强调要"胸中无竹"，不要先有成竹之见，而应注重对自然的直接观察，以真切的感受来启发画意。他说："凡吾画竹，无所师承，多得于纸窗粉壁日光月影中耳。"指出"眼中之竹""胸中之竹"与"手中之竹"的联系和区别，详细叙述了从观察感受、构思酝酿到落笔定型的创作过程，见解独特，发人深省。虽然郑板桥与苏轼的论述名目各异，但实质相通，都是追求得心应手。

生活里，相信每个人都见过竹子。它清秀挺拔，傲然直立的身影，带给我们的审美感动与精神感染无异于古人。只是，除了作为描绘对象，你有没有好奇过竹子的其他特点呢？

竹子是一种生长很快的植物，从竹笋破土而出，到竹竿高挑挺拔，有的品种甚至一天就可以长高 1 米。但是，罕见的竹子开花现象会造成竹子大面积枯死，引起人们的不安。早在《山海经》中就有记载："竹六十年一易根，而根必生花，生花必结实，结实必枯死，实落又复生。"研究表明，竹子开花是一种生理现象，一般发生在天气长期干旱、土壤板结、杂草丛生、竹根老鞭纵横的竹园。开花之后虽然竹子会枯死，但是新的竹笋也会很快再生出来。并且，不同竹子的开花周期不同，有的是三十年左右，有的甚至长达百年。

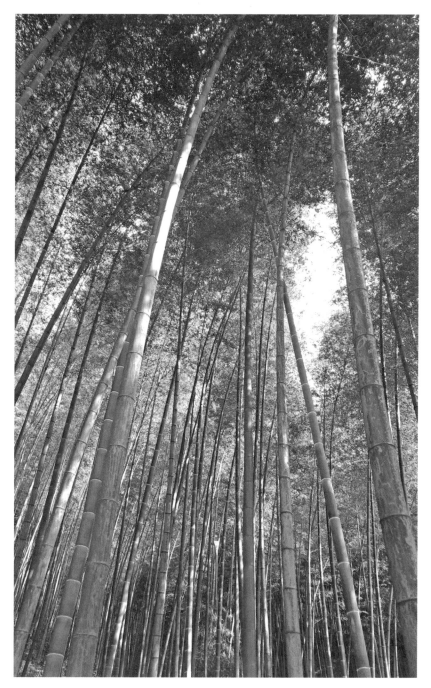

竹林

除了特殊的生长现象，竹子还是中医药人眼中的药用植物。淡竹卷而未放的幼叶，被称作"竹卷心"，有清心泻火、解毒除烦、消暑利湿、止渴生津的功效。刮去新鲜的青竿竹等竹子茎竿的外层表皮，将稍带绿色的中间层刮成丝条，或削成薄片，捆扎成束，阴干后入药，称为"竹茹"，可以清热化痰、除烦、止呕。竹子被真菌感染之后形成的寄生子座，被称为"竹黄"，有化痰止咳、活血祛风、利湿的功效。

更有趣的是，将新鲜翠绿的竹竿截成30～50厘米，去节，劈开后离地架起，中部用炭火烤之，两端会流出透明的青黄色或黄棕色液汁，用容器收集后，入药称为"鲜竹沥"，能清心、肺、胃之火，有化痰润燥的功效。或者，收集青皮竹等竹竿内的分泌液，干燥后形成的块状物，入药称为"天竺黄"，也有清热豁痰、清心定惊的功效。

说到这里，相信你对竹子的认识更加深入了吧？没想到承载着中国人坚韧气节的竹子，在中医药人手中还是一味清心除烦的良药。原来茂林修竹，除了观赏，还有更多的药用价值呢！

思考：你能说出哪些来源于竹子的药材呢？

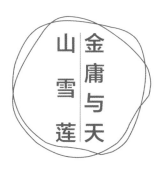

金庸与天山雪莲

有人评价金庸先生是"华人武侠小说家里的泰山北斗"，我觉得丝毫不为过甚至可以更高。我读过他"飞雪连天射白鹿，笑书神侠倚碧鸳"的全部小说，还收藏在家里，吸引到我老爸的关注。老爸最喜欢金庸的封笔之作《鹿鼎记》，我最喜欢他封笔之前的那部《笑傲江湖》，百读不厌。不过，今天我想跟大家聊的并不是金庸先生的武侠小说，而是在 1955 年，查良镛首次以"金庸"为笔名创作的第一部武侠小说《书剑恩仇录》中，出现的一种植物"天山雪莲"。

金庸先生在书中写道："只见半山腰里峭壁之上，生着两朵海碗般大的奇花，花瓣碧绿，四周都是积雪，白中映碧，加上夕阳金光映照，娇艳华美，奇丽万状……"据说当他写下这些优美的文字时，其实还未见到过真实的雪莲花。直到 2001 年，金庸先生与聂卫平二人，在刘庆华教授的协助下，各将一株人工培植的雪莲苗，栽种到了海拔约

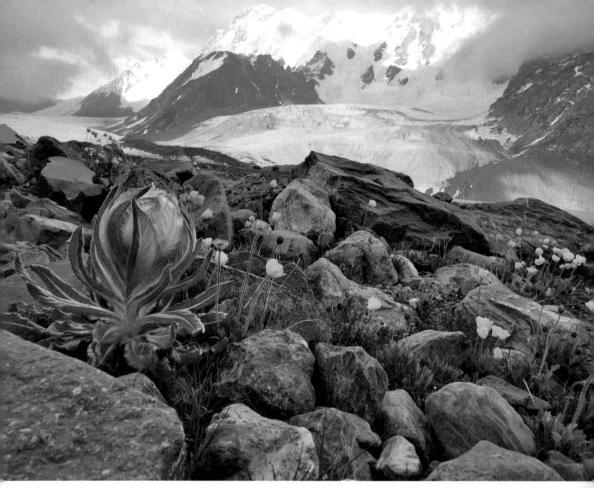

天山雪莲（示生长环境）

1800 米的天山雪莲沟。金庸先生在欣喜之余，提笔写下："天山雪莲，人间绝艳，疗伤健身，花中之仙。"随后又为基地题写"雪莲谷"三个大字。

武侠小说里出现的植物，一般都有神奇的效用。然而，金庸先生笔下的天山雪莲，却凭借它的美艳，令天地万物都失去了颜色。它只是美丽地绽放着，就令人惊叹不已。不过，这种高原特有的植物，被维吾尔族人民作为药材使用已有数百年。清代本草学家赵学敏，在他的著作《本草纲目拾遗》中，就载有："（雪莲花）产伊犁西北及金川等处大寒之地，积雪春夏不散，雪中有草，类荷花，独茎亭亭，雪间可爱。"又有"据言其地有天山，冬夏积雪，雪中有莲，以产天山峰顶者为第一"，功效为"性大热，能补阴益阳"的记载。

《中国药典》中也收载有天山雪莲，它来源于菊科植物天山雪莲的干燥地上部分。因生长在终年不化的雪山上，且形似莲花，天山雪莲又被叫作"雪荷花"。植物学家形容它们："植株呈莲座状，茎长 2～48 厘米，表面黄绿色或黄棕色，断面中空；叶无柄，卵状长圆形或广披针形，两面被柔毛，边缘有锯齿；头状花序顶生，密集成圆球形，被大而膜质的白色或绿色苞叶包围。"维吾尔医学认为，天山雪莲可以补肾活血、强筋骨，用于风湿性关节炎、关节疼痛、肺寒咳嗽等。中药学认为，天山雪莲有温肾助阳、祛风胜湿、通经活血的药效，可以用于风寒湿痹痛、小腹冷痛、月经不调等症。

由于天山雪莲生长在高山雪岭，怒放于空气稀薄的酷寒地带，除了独特的药用价值，还有着色泽淡雅、薄如蝉翼的形态之美和娇艳芬芳却深藏不露的含蓄之美，被人们视为圣洁、高贵、顽强的象征。人们无情地采挖它们，以为奇货可居，于是，这种名列国家二级保护植物的"雪荷花"越来越罕见。为了挽救它们，曾担任新疆药物研究所所长的刘庆华教授，带领科研团队花了二十四年的时间，实地研究雪莲的生长规律和种植技术，并建立了国家级的雪莲种植基地，研制出与雪莲相关的药品、化妆品等，将美丽雪莲花的奇效分享给更多的人。

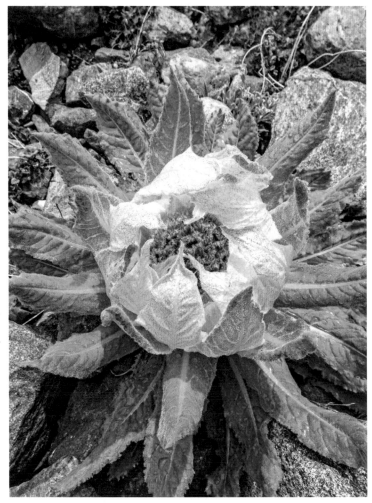

天山雪莲（国家二级保护植物）

刘庆华教授曾经这样形容他研究了几十年的雪莲："雪莲的一生极其悲壮。她的全部才华和美丽只向着上天开放，一旦花魂变成种子飘走，她的叶、茎和根全部枯萎而死……雪莲是圣洁和忠诚的化身。人间没有任何鲜花能和她媲美！"

金庸先生描述的雪莲生长在悬崖绝壁之上，刘庆华教授栽种的雪莲是在酷寒的雪山之巅，这株不畏严寒，在极其恶劣的环境中依然顽强生长、美丽绽放的雪莲花，确实无可比拟，令人敬佩！刘庆华教授说，雪莲从栽种到开花一般需要三年，三年的时间里，她默默积蓄能量，在花朵绽放时，能散播出 1000 粒左右的种子。这些种子随风飞舞，飘到岩石缝隙中、沙地上，重新开始延续雪莲的生命。是的，生存与繁衍，植物尚且如此，我们人类也是这样坚强。无论经历怎样的挫折和失败，都不应该成为我们放弃努力的借口，只有鼓足勇气，顽强拼搏，才能开拓创造出属于自己的精彩人生！

思考：你能说出天山雪莲的保护级别和药用价值吗？

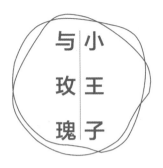

小王子与小玫瑰

很多年以前，我读过一部西方著名童话，是法国作家安托万·德·圣-埃克苏佩里（1900—1944年）在1942年写成的儿童文学短篇小说《小王子》。书中以一位飞行员作为故事叙述者，讲述了他的朋友——一位来自外星球的小王子，从自己星球出发前往地球的过程中，所经历的各种见闻。作者以小王子的孩子式的眼光，透视出成人的空虚、盲目、愚妄和死搬教条，用浅显天真的语言写出了人类孤独寂寞、随风流浪的命运。同时，也表达出对于金钱关系的批判，和真善美的歌颂。

作者认为，童年是盼望奇迹、追求温情、充满梦想的时代。相比之下，大人们死气沉沉、权欲心重、虚荣肤浅。"大人应该以孩子为榜样"，于是他选取了一个孩子的角度看世界，用孩子的童真、好奇心和想更多了解这个世界的欲望，来给成人讲故事，尤其是给那些"童心未泯"的成人讲，让他们借助于小王子的想象力，暂时忘记属于大人世界的欲望，飞回童年，并反思现实生活，发现人生的真谛。

这本小书很值得一读。书中有一段小王子和玫瑰花之间的爱情故事。一朵偶然到来的玫瑰花和小王子初遇，小王子情不自禁地爱上了玫瑰花，心甘情愿为她做任何事，但是玫瑰花的骄傲和再三试探，使小王子愤而离开他们居住的星球，开始了宇宙旅行。看到小王子要离开，玫瑰花也十分懊悔，并向小王子表明自己的爱意，但是小王子坚持要离开，于是碍于自尊心，玫瑰花还是祝愿小王子旅途幸福。

在一个人的旅途中，小王子从没有停止对玫瑰花的思念。到达地球后，当他看到五千株和自己的玫瑰一模一样的花时，小王子感到了沮丧和失望。但是后来，小王子发现了自己玫瑰的独一无二，小王子对那五千株玫瑰说："对于我来说，她单独一朵就比你们全体更重要。因为她是我浇灌的，她是我放在花罩中的，她是我用屏风保护起来的，她身上的毛虫是我除灭的。我听过她的抱怨和自诩，有时我也和她默默相对。她，是我的玫瑰。"之后，小王子在狐狸的教导下，明白了爱的真谛——爱是责任。

在西方的希腊神话中，象征爱与美的阿芙洛狄忒（简称爱神），为了寻找她的情人阿多尼斯，奔跑在白玫瑰花丛中。玫瑰身上的刺，刺破了她的手和腿，鲜血滴在玫瑰的花瓣上，白玫瑰变成了红色，从此红玫瑰就成为西方人心目中坚贞爱情的象征。后来，红玫瑰的象征意义传入中国，我们也用玫瑰花来表达爱意。

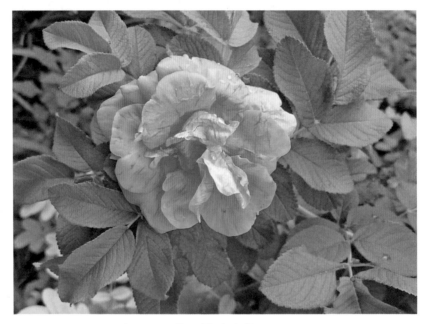

药用的玫瑰花

其实，在我们中国的土地上，早就有一种与玫瑰相似的美丽植物，叫作"月季"。月季是我们的本土植物，汉代时就已经在宫廷中大量栽培。由于月季的花朵大而娇艳，所以被誉为"花中皇后"，也被列为中国十大名花之一。18世纪，月季花传入欧洲，园艺师们将它与当地的品种进行嫁接，培育出了更多的新品月季，装扮着人们的生活。让我们想象一下，漫步在大片的月季花园里，五彩缤纷的月季花朵大而美丽，还散发出阵阵清香，是不是令人心旷神怡？

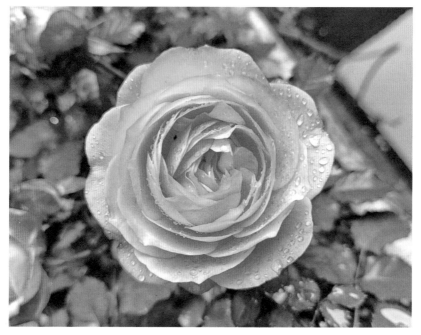

月季花

　　不过，仅有花朵赏心悦目、花香沁人心脾，还不足以发挥月季的最大价值。明代医药学家李时珍在《本草纲目》中记载说，月季花可以活血消肿，用于调理女子的经期。《中国药典》记载月季花可以活血调经、疏肝解郁，还收载玫瑰花能行气解郁、和血、止痛。二者同属于蔷薇科植物，外形相似，药效也有一定的类似。但是，作为中医药从业者，还得学会鉴别玫瑰花和月季花。仔细观察，我们就能发现二者的明显不同之处就是位于花朵底部的花托。一般来说，玫瑰花的花托是半球形的，而月季花的花托则是倒卵形或者倒圆锥形。下次，你去买玫瑰花的时候，也可以仔细辨别一下，它到底是玫瑰还是月季呢？

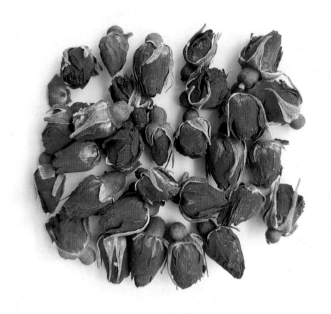

玫瑰花药材

　　真挚美好的爱情是每一个人的向往，我们常常会用鲜花、礼物去表达爱意。但是，正如小王子所感悟到的那样，真正能够感动对方、收获真情的，是长久的付出与陪伴，用真心去爱惜对方，用互相帮助去成全彼此。中国人有"愿得一心人，白首不相离"的情意，这天长日久的陪伴，也许就是我们最值得追寻的爱情吧！

　　思考：你知道如何区别玫瑰花与月季花了吗？

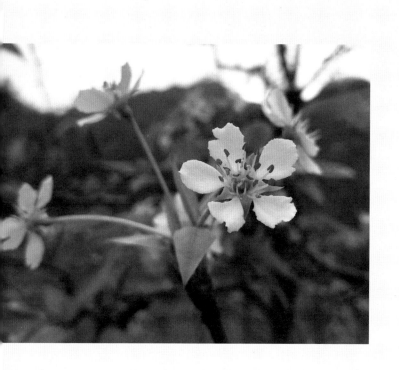

第三章　艺术与本草

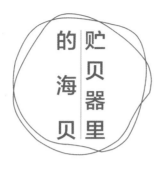

贮贝器里的海贝

　　在中国中央电视台纪录片《如果国宝会说话》第一季中，有一件来自古滇国的青铜器，因它独特的造型和功能，引起了观众的浓厚兴趣。器形表现的是一个争斗的瞬间：一只猛虎用力撕咬着母牛的尾部，虽然母牛有一对可以刺穿老虎的巨大牛角，但她还是隐忍着和老虎僵持，因为她想要保护藏在肚子下面那头天真的小牛。这件青铜器叫"牛虎铜案"，是在祭祀中摆放供品的礼器。作为古滇人与神灵沟通的神圣之物，它表达着人们对于生死的看法——在死亡中孕育着新生，生命就是不断传承。滇人们把深沉的情感和抽象的思考，表现在质朴狂野的青铜器上，生动传神。

　　中国古代的史学家司马迁在《史记·西南夷列传》中记载："元封二年（公元前 109 年），天子发巴蜀兵，击灭劳浸、靡莫，以兵临滇。滇王始首善，以故弗诛……于是以为益州郡，赐滇王王印，复长其民。"但近代学者对于司马迁所记载的"滇国"将信将疑。直到 1956 年，云南省晋宁县石寨

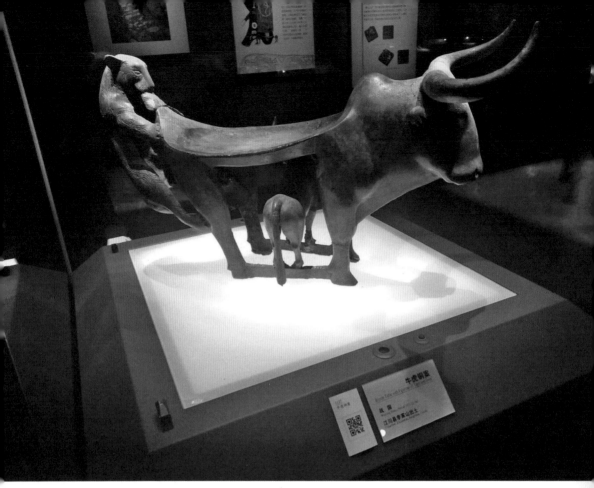

牛虎铜案（摄于云南省博物馆）

山6号墓"滇王之印"的出土，才证实了古滇国的真实存在。后来，随着一系列重大的考古发现，辉煌的滇国青铜艺术开始展露在世人眼前。

在战国至西汉短短的几百年间，古滇人用高超的铸造技艺、现实主义的表现手法，铸造了一批形态各异的青铜贮贝器，留下了一段雄奇瑰丽的青铜史诗。这些贮贝器作为古滇国青铜艺术的典型代表，器盖上规模宏大、内容丰富的立体雕塑场景，也代表着云南青铜器失蜡法铸造的最高成就。在云南各处大型墓葬中出土的青铜贮贝器约有百余件，大多是滇国王侯贵族的专用品，象征着财富、地位、权力。这些高度写实的祭祀、战争、狩猎场景，不仅是古滇人生活的缩影，更是滇王和贵族们权力的表现。伴随着时间的脉络，我们可以清晰地看到，古滇国青铜器从表达神性到表达人性的变化，也展示着古滇国的青铜重器从神坛走向了人间，堪称"青铜铸造的无声史书"。

东汉年间，古滇国灭亡。这些青铜器就与古滇国一起，逐渐消失在历史的烟尘中。但是今天，如果你到访过云南，在这个多民族融合的地区，你还是能够真切地感受到滇人们狂野质朴的生命力。

其实，贮贝器就是人们用青铜铸造来贮藏海贝的容器。那么，古人为什么要贮存海贝呢？原来，海贝是我国乃至世界上最早的货币，它的应用历史可以追溯到三千五百年前。仔细观察，我们会发现在中国汉字里，凡与价值有关的字，大都有"贝"字偏旁，比如"财富""赚钱"等。远古时期，部落或家庭之间偶尔发生的交换活动，只是以物易物。后来，人们发现海边有一些小巧玲珑、色彩鲜艳、坚固耐用的贝类，于是作为装饰品佩戴。之后，随着社会经济的发展和商品社会的形成，贝类大小适中，便于携带，且便于计数的特点，就使它成为一种便利的交换媒介，应用在商品交换过程中。

现代考古发现的商代货币，有海贝、骨贝、石贝、玉贝和铜贝等多种类型。说明随着商品交换的发展，货币需求量越来越大，海贝已无法满足人们的需求，人们就开始用其他材料仿制海贝。商代出现的金属铸造货币，是我国古代货币史上由自然货币向人工货币的一次重大演变。于是，随着人工铸币的大量使用，海贝这种自然货币就渐渐退出了中国货币的历史舞台。

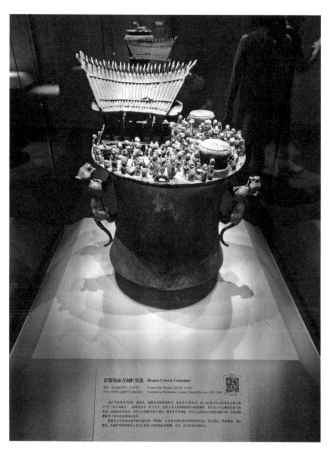

青铜贮贝器（摄于中国国家博物馆）

明代医药学家李时珍，在他的《本草纲目·介部·贝子》中记载："古者货贝而宝龟，用为交易，以二为朋。"意思是说，古代钱币的基本单位，是由两串各有十个或二十个玛瑙贝组成的，也就是贝币的单位是"朋"。当然，身为医药学家的李时珍，记载"贝子"一定不仅仅是为了追溯货币的历史，而是记录下作为最早使用的"钱币"，海贝还有着自己的药用价值。

人们发现，入药的海贝可以分为白贝齿和紫贝齿两种。白贝齿也叫"贝子"，最早出现在《神农本草经》中，列为下品。紫贝齿也叫"紫贝"，始见于《唐本草》："紫贝出东、南海中，形似贝子而大二三寸，背有紫斑而骨白。南夷采以为货市。"可见白贝齿与紫贝齿的产地和动物来源均有不同。

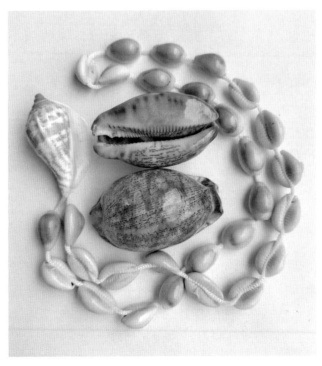

紫贝齿（大）与白贝齿（小）

药物学家们经过研究后认为，白贝齿来源于宝贝科动物货贝或环纹货贝的贝壳，有清热利尿、明目退翳的效果，适用于水气浮肿、淋痛尿血、小便不通、眼生翳障等症。紫贝齿来源于宝贝科动物阿文绶贝等的贝壳，有平肝潜阳、镇惊安神、明目退翳的功效，常用于肝阳眩晕、惊悸失眠、目赤翳障等症。

虽然白贝齿与紫贝齿外形类似，但白贝齿较小，表面黄白色或灰绿色，背部有横带及不明显的橘红色环纹。而紫贝齿个头较大，全体卵圆形，腹面扁平，前后两端均凹入呈圆口状，壳口两边均向内卷曲形成长沟，沟的两侧有多数细齿，表面紫棕色，有类白色斑点或灰白色紫棕色花纹，平滑而有光泽。二者形态略有相似，但药效不同，不能混用。

一粒小小的海贝，陪伴了人类数千年的时光。无论是作为财富的象征，还是用作治病的良药，都是我们人类赋予它的价值。海贝本身，也许并不在意人们如何看待它们，只是日复一日地寻求生存，繁衍生息。世间万物，都有自己的生命轨迹。每一个人也是如此，如果你有追求的前途和方向，又何必在意他人怎样看待呢？

思考： 你能说出紫贝齿和白贝齿的形态与药效区别吗？

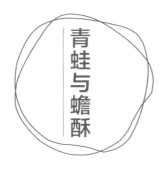

青蛙与蟾酥

当我踏入广西民族博物馆的主展厅时，一种丰富多彩、充满活力的民族气息就扑面而来。我们国家由 56 个民族组成，各民族平等互助，团结友爱，共同生活在祖国的大地上。广西是多民族聚居的自治区，世代居住的民族就有汉族、壮族、瑶族、苗族、侗族等 12 个，其中壮族是广西也是中国人口最多的少数民族，所以广西的全称为广西壮族自治区。

据说，壮族是源于秦汉时期汉族史籍所记载的居住在岭南地区的"西瓯""骆越"等先民，属于古代百越族的一支，主要分布在广西壮族自治区及云南、广东和贵州等省。宋代文献中，壮族在汉文史书中译写为"撞""僮"等，读音"壮"。中华人民共和国成立后，统一写为"僮"。1965 年，根据当时的国务院总理周恩来的提议，并征得壮族人民的同意，由国务院正式批准，把僮族的"僮"字改为强壮的"壮"字。"壮"字有健康的意思，也不会误读。从此，僮族一律改写为壮族。

在壮族地区，流传着许多远古时代关于青蛙的传说。有些是关于青蛙与生育神的创世神话，有些是关于青蛙与农作物丰收的故事。这些神话传说可能与壮族的稻作文化密切相关。由于青蛙是水稻田里经常出现的动物，壮族人在长期生产生活中，发现青蛙鸣叫与雨水有着密切的关系，所以，上古时代的壮族人就将青蛙视为一种与天气和雨水有某种神秘联系的动物，认为青蛙是沟通天上主管雨水的"雷公"与人间的使者，通过赞美青蛙来祈求五谷丰登与风调雨顺。

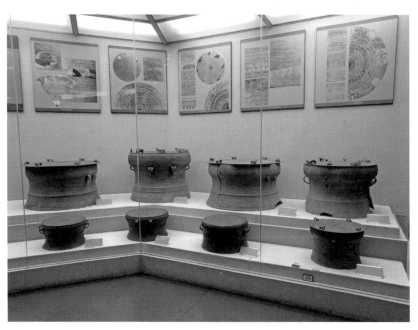

铜鼓（摄于广西民族博物馆展）

壮族人民对青蛙的喜爱也表现在他们铸造的青铜礼器——铜鼓身上。在广西民族博物馆，有一个展厅叫"穿越时空的鼓声"，里面陈列着一些两千多年前的古代铜鼓。这些铜鼓曾经是统治权力的象征，也是祭祀和娱乐用具，被当地先民广泛应用于集众、盟会、战阵、祭祀、娱乐、丧葬、陈列等场合。作为一种综合艺术品，铜鼓整合了冶炼、铸造、绘画、雕塑、音乐与舞蹈，有着独特的造型和丰富多彩的纹饰，堪称民族历史的代表物件。广西地区发现的两千多面铜鼓，铸造时间从春秋晚期延续到清代末期，为世界之最。广西民族博物馆里的铜鼓上，有单只的、两只并列的、还有大小两只甚至三只重叠的青蛙造型，简练传神，栩栩如生。

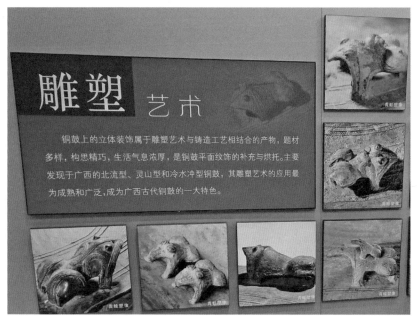

铜鼓上的青蛙造型

说到青蛙，大家可能还会联想到另外一种小动物，那就是蟾蜍，俗称"癞蛤蟆"。怎么区别它们呢？咱们需要仔细观察。首先，它们的生活环境是不一样的，蟾蜍常隐蔽在泥穴、潮湿的石头、草丛或水沟里，远离水源也可以存活；青蛙大多生活在水边的草丛中，需要靠近水源。其次，蟾蜍的皮肤粗糙，表面有很多小疙瘩；青蛙的皮肤比较光滑，背部还会有一些条纹。再次，青蛙的后腿较长，跳跃距离较远；蟾蜍的后腿较短，跳跃较少，或者距离较近。最后，总体来看青蛙的体型更为苗条，颜色较浅，偏于青绿色；蟾蜍的体型又矮又胖，行动迟缓，颜色较深，偏于灰棕色。

最后还有一点非常重要，人们经过长期的观察和实践，发现在蟾蜍身体表面的疙瘩里，尤其是头部耳后的腺体，会分泌一些白色乳状液体或浅黄色浆液，这些浆液有极高的毒性。如果毒液进入人体，会伤害到消化道、心脏和中枢神经系统等，使人出现恶心、头晕、腹痛腹泻和呕吐的症状，严重的甚至会昏迷，或因呼吸循环系统衰竭而死。

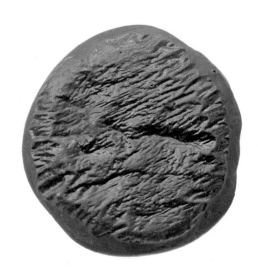

蟾酥药材（团块状）

所以，千万不要随意去抓蟾蜍！更不能尝试食用！尽量也不要和它有皮肤接触！

不过，毒药与良药也可以是共生的。中医药人就巧妙地应用蟾蜍分泌物的毒性，小心地采集这些毒液，将它加工干燥后制成中药材——蟾酥。蟾酥有解毒、止痛、开窍醒神的药效，可以用于治疗痈疽疔疮、咽喉肿痛、中暑神昏、痧胀腹痛吐泻等症状。经过加工制成的中药材蟾酥，表面棕褐色或红棕色，呈扁圆形团块状（质地坚实，不易折断，断面棕褐色，角质状，微有光泽）或片状（质脆，易碎，断面红棕色，半透明），鼻嗅其气微腥，嗅其粉末会打喷嚏。口尝其味初甜，而后有持久的麻辣感。特别提醒，蟾酥是国家明确禁止出境的物品，被列入《中华人民共和国禁止进出境物品表》中，不能携带出境！

人们赞美青蛙，伴随的是对雨水的期盼和繁衍生息的愿望。人们养殖蟾蜍，是为了将它原有的毒性转变为药效。我们对世间万物的观察和理解，是源于人类对生存的需求。数千年来，人类在这片土地上生存繁衍，与身边的动植物相互依存陪伴。现代著名的社会学家和人类学家费孝通（1910—2005年）先生提出"各美其美，美人之美，美美与共，天下大同"的境界，不仅适用于不同的国家和民族，也适用于我们人类与大自然的关系！

思考：你能说出蟾蜍的药用部位与药效吗？

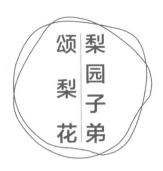

著名的京剧艺术家梅兰芳之子梅葆玖（1934—2016 年）先生，用婉转大气的唱腔唱出"梨花开，春带雨。梨花落，春入泥。此生只为一人去，道他君王情也痴，情也痴。"的曲调时，每个人都会被这典雅的意境和优美的唱腔所感动。这首简短的曲子，后来经过无数戏曲名家的翻唱，出现多种版本，都令人感动不已，久久难忘。

《梨花颂》是现代新编历史京剧《大唐贵妃》的主题曲，由杨乃林作曲，翁思再作词，内容源于唐玄宗李隆基和杨贵妃杨玉环的爱情故事。此剧歌舞并重，结构严谨，词曲典雅，意境深远，感人至深。剧中的唱腔设计以京剧二黄调式为主调，加入了梅派唱腔特色，是能够体现梅派神韵和精髓的代表性剧目。首演至今，长盛不衰。

很久之后，我才明白为什么人们会把李隆基的爱情故事与梨花结合在一起。原来"梨园"是中国古代对戏曲班子的别称，最早就出现在唐玄宗李隆基时期。据《新唐书·礼乐志》记载："玄宗既知音律，又酷爱法曲，选坐部伎子弟三百，教于梨园。声有误者，帝必觉而正之，号皇帝梨园弟子。"可知梨园的主要职责是训练乐器演奏人员，它与专司礼乐的太常寺和充任歌舞散乐的内外教坊鼎足而立。后世因此就把戏班、剧团称为"梨园"，把戏曲界称为"梨园界"或"梨园行"，戏曲演员称为"梨园子弟"或"梨园弟子"，把几代人都从事戏曲艺术的家庭称为"梨园世家"等。

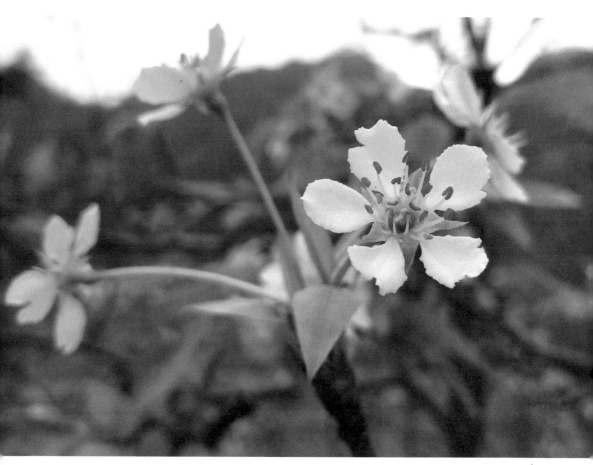

盛开的梨花

所以，现代的京剧艺术用《梨花颂》来演绎李隆基和杨玉环的爱情故事，既契合了历史的记载，又充满着淡雅的韵味。如果你还记得董奉与杏林的故事，那么这被称为"梨园"的戏曲行业，与被称为"杏林"的中医药行业，是不是都同样浸染着中国式美感呢？

我们再把目光收回到"梨"的植物本身。作为一种被人们普遍喜爱的果木，在中国的许多地方都能见到梨树的身影。人们在初春时节欣赏满树雪白的梨花，纯洁美丽，秋季品尝美味多汁的雪梨，还能养阴生津、润燥止渴。传说，唐武宗李炎曾经患病，终日口干舌燥，心热气促，服用了上百种药物都不见好。后来一名民间方士用梨、蜂蜜，以及其他中草药配伍，熬制成蜜膏治好了他的病。此后，秋梨蜜膏就成了宫廷秘方，直到清代才传入民间。现在，我们已经可以很方便地买到秋梨膏，用它来润肺止咳、生津利咽。但是秋梨膏药性寒凉，手脚发凉、大便溏泄的脾胃虚寒患者，不宜服用。

明代医药学家李时珍在《本草纲目》中记载："梨有青、黄、红、紫四色，乳梨即雪梨，鹅梨即绵梨，消梨即香水梨也。俱为上品，可以治病。"明代李中梓的《本草通玄》中也说："（梨）生者清六腑之热，熟者滋五脏之阴"。也就是说，果皮呈现不同颜色的梨都可以入药，有清热生津、润肺化痰的功效。

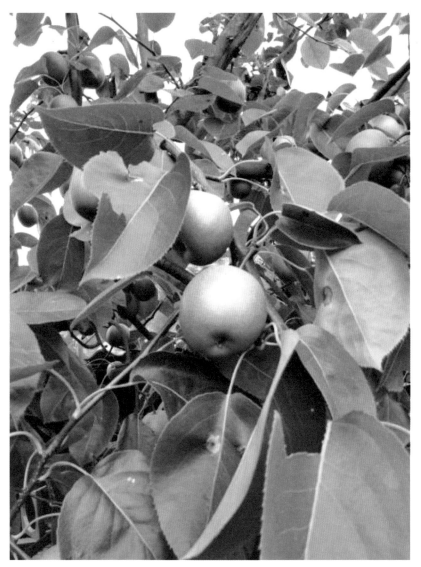

梨的果实

传说，清代有个人进京赶考，途径苏州时患病，便求诊于当地名医叶天士（1666—1745年）。叶天士诊病之后对他说："你患了消渴病，无药可救，寿命只有一月了。"这个人后来又走到镇江，遇上金山寺的医僧，便再求医僧为他诊治，医僧也说："你的消渴病即将发作，寿不过月。"这人对医僧谈起，叶天士也说他的这个病无药可救了，但他仍希望医僧能想想办法。于是医僧让他去购买满车的梨子，告诉他，如果渴了就以梨代茶饮，要是饿了就蒸梨当作膳食吃，这些梨子大约吃过百斤，他的病就可以痊愈了。于是那人拜别医僧，不久后消渴病发作，便依照医僧的嘱咐，月余后果然病愈。后来叶天士见到此人，十分惊讶，问明缘由后，便隐姓埋名，穿着粗布衣衫，去拜求医僧为师，又悉心学习数年，医术大增，终成一代名医。

一棵梨树，满园梨花，当花香四溢时，梨园子弟奏起丝竹悠扬，令人陶醉。秋风起时，满树梨果饱满多汁，化为良药，润泽人身。中医传统的养生方法里有药膳养生，也有音乐养生。食物和乐曲，同样可以对人的身体起到愉悦与舒缓的作用。梨园子弟颂梨花，带给人们的，除了美妙的乐曲、动人的故事、醉人的场景，还有一份对焦躁的人心，深切的安慰与包容吧！

思考：你见过哪几种颜色的梨？它们有什么药效呢？

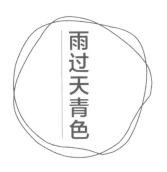

雨过天青色

　　战国时期的思想家荀子曾在《劝学》篇中写下了这样一句话："青，取之于蓝，而青于蓝；冰，水为之，而寒于水。"意思是说，青（一种蓝色染料）本来是从蓝草中取得的，但是却比蓝草的颜色更蓝；冰本来是由水凝结而成的，但是却比水更寒凉。所以，一个人只要认真学习或接受教育，自身能力就能得到提高，甚至可以胜过老师或者超越前人。后来，人们就用"青出于蓝而胜于蓝"或者"青出于蓝"，来形容学生超过老师，或是青年人超过老前辈。那么，今天我们就来聊一聊这个中国传统色——青。

　　中国基本的五色是"青、赤、黄、白、黑"，其中青色代表东方，五行属木。最早的青色是从植物蓝草中提取得来的，也叫靛青、靛蓝或蓝靛，主要应用于印染织物，是一种民间传统工艺。北魏贾思勰的《齐民要术》里第一次用文字记载了制作蓝靛的方法。明代宋应星（1587—？）的《天工开物》里也有详细记载：人们采摘蓝草的茎叶，放入

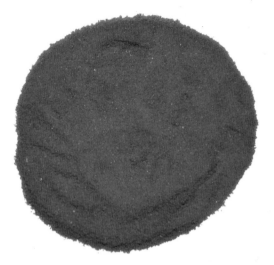

青黛药材

水缸中浸泡数日发酵，水变深蓝后，再加入石灰搅拌，底部的沉淀物就是染料蓝靛，可以用于染色。搅拌后产生的大量泡沫，也叫靛花，捞出泡沫晾干，能得到一些极细的粉末状物，灰蓝色或深蓝色，质轻，易飞扬，容易粘在手上或纸上，闻起来有股草腥气，入水会浮于水面，燃烧时会产生紫红色烟雾。这种粉末状物被叫作青黛，中医认为，它有清热解毒、凉血消斑、泻火定惊的功效，可以用于治疗高烧、抽搐、斑疹、肿毒，胸痛咳血，口疮，痄腮等症。

宋应星还提道："凡蓝五种，皆可为淀。"他提到的菘蓝、蓼蓝、马蓝、吴蓝、苋蓝五种植物，至今仍被植物学家考证着它们的品种。《中国药典》里收载的青黛，来源于爵床科植物马蓝、蓼科植物蓼蓝或者十字花科植物菘蓝的茎叶加工品。这些植物除了可以制作青黛入药以外，他们的叶子也是一味中药材，叫作大青叶，有清热解毒、凉血消斑的功效，常用于温病高热，神昏、发斑发疹、痄腮、喉痹、丹毒、痈肿等症。并且菘蓝的根也是中药材板蓝根，有清热解毒、凉血利咽的作用。现代的中成药板蓝根颗粒，已经成为一种家庭常备药。

因此，我们大概可以把"青色"理解为蓝色系，有着不同程度的深浅色。古人们除了用植物染出蓝色的布料，还应用一些矿石制成蓝色颜料，用于绘制"青绿山水"，表现出色泽艳丽的丘壑林泉。比如，北宋王希孟所绘的《千里江山图》，就是古代青绿山水画的代表作。画面匀净清丽，在青绿中用赭色渲染，更突出了石青石绿厚重、苍翠的效果，构思巧妙，具有装饰性，被誉为中国十大传世名画之一。

除了在服饰、绘画上，表现出对于青色的偏爱，古人们还追求制作出"青色"的生活用品——瓷器。传说，五代时期，后周世宗柴荣要求工匠烧制瓷器，匠人问他喜欢什么颜色？他写下："雨过天青云破处，这般颜色做将来。"不过至今还未找到柴窑的窑址。人们发现宋代的五大名窑"汝、官、哥、钧、定"，排在首位的汝窑（窑址在今天的河南省宝丰县大营镇清凉寺村），所产瓷器，造型古朴大方，色泽独特，器物多仿青铜器及玉器造型，釉色有天青、天蓝、淡粉、粉青、月白等，其釉色随光变幻，颇有"雨过天晴云破处""千峰碧波翠色来"的美妙观感。人们形容汝瓷"青如天，面如玉，蝉翼纹，晨星稀"。自宋代出现以来，汝窑瓷器就被视如珍宝，列为宫廷御用。民间甚至流传着"纵有家产万贯，不如汝瓷一片"的说法。

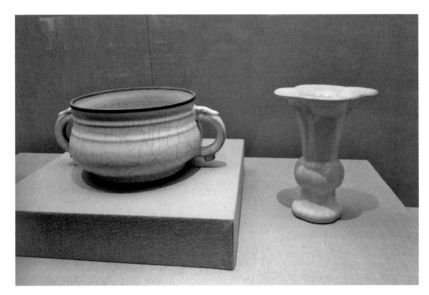

现代汝瓷（摄于河南省博物院）

如今，全球遗存不足百件的汝窑瓷器，都在世界各大博物馆收藏。2012 年 4 月，在香港苏富比举行的"中国瓷器及工艺品"拍卖会上，有九百年历史的"北宋汝窑天青釉葵花洗"以 2.0786 亿港元的价格成交，刷新了宋瓷的世界拍卖纪录，令世人为之惊叹！

话说回来，中国人追求的色彩美感，其实就是回归到人本身对于自然色彩的真实感受，唤醒天然颜色带给人内心的感动。就像蒋勋老师说的那样："没有一个艺术家可以像

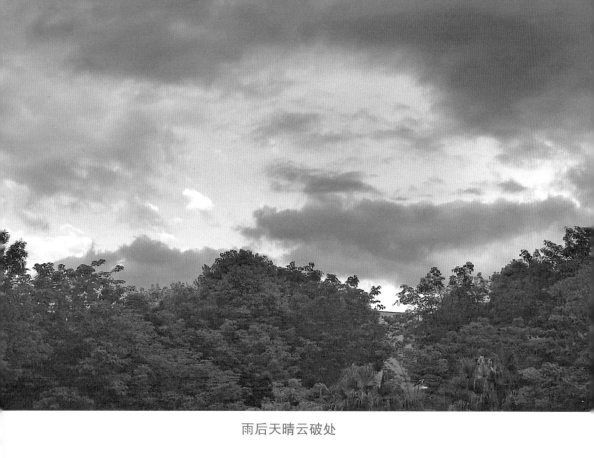

雨后天晴云破处

大自然一样挥霍色彩，我们对所有美的感受，都来源于大
自然里的震动。"当人们开始注意到时光的流逝、四季的变
化，色彩的微妙时，这才从心底里真正感知到了自然界的
美好。我想，后周世宗柴荣所要求的"雨过天青色"就是
来源于天然色彩所唤起的感动吧！

思考：你能说出与植物菘蓝有关的药材有哪些吗？

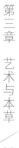

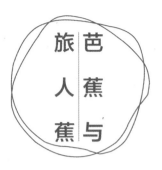

芭蕉与旅人蕉

20 世纪 50 年代初，在全国民间音乐舞蹈会演时，广东代表队演奏了一曲《雨打芭蕉》。据说这首曲子是广东古曲之一，描写初夏时节，雨打芭蕉的淅沥之声，极富南国情趣。后来，人们又在乐曲中增加了笛子和碰铃，更显得充满热情，富有生气。

芭蕉树最早产于琉球群岛，大约在西汉时期传入中国内陆，唐代开始散布到各地栽培，如今已是中国园林中的常见植物。宋元明清时期，芭蕉因形态优美，体型较大，可丛植于庭前屋后，或掩映于窗前院落，与古典建筑相映成趣，颇有清雅秀丽之逸姿，渐渐成为古人喜爱的园林清玩，并形成一定的造景模式。芭蕉与竹子一起种植是最为常见的组合，二者又有"双清"之称。

中国南方多雨，人们在自家的庭院里种植芭蕉树，每到雨季，坐在屋子里就能听见雨滴打在芭蕉叶片上的声音，思绪也跟着湿润起来。所以，雨打芭蕉在古代诗人的眼中是愁闷的象征，常常与孤独忧愁，特别是离愁别绪联系在一起。

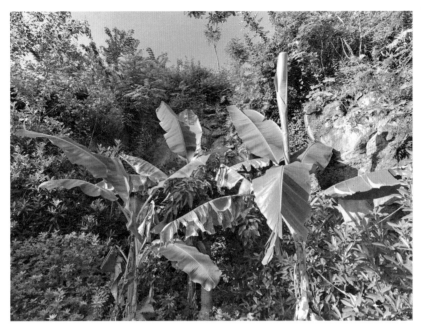

芭蕉植物

有"千古第一才女"之称的宋代词人李清照曾写过一首《添字丑奴儿·窗前谁种芭蕉树》:"窗前谁种芭蕉树,阴满中庭。阴满中庭。叶叶心心,舒卷有余情。伤心枕上三更雨,点滴霖霪。点滴霖霪。愁损北人,不惯起来听。"在这首词中,她借物咏人,把听到雨打芭蕉而引起的愁思,以及思念故土的深情,用芭蕉展心,一并诉说出来,表达出自己愁怀永结、郁郁寡欢的情感,读来令人忧思难忘。

不知道你有没有见过芭蕉树?不过,你肯定吃过跟它同一个家族的水果——香蕉。植物分类学家认为,香蕉和芭蕉都是野生芭蕉树的栽培变种,芭蕉的果实比较粗短,味道更涩,而香蕉的果实较长且弯曲如月牙,味道比较香甜。

人们在长期的生产实践中发现，芭蕉叶的纤维可以用来制作独特的芭蕉布，也可以作为造纸的原料。中医药人还发现，由芭蕉的叶柄层层包裹而成的假茎，煎服以后可以清热、利尿。将芭蕉的根与生姜、甘草等一起煎服，还可以治疗淋证及消渴，以及感冒、胃痛及腹痛等症。成熟的芭蕉果实，营养丰富可以食用，而且还有润肠通便、利水消肿、养胃的功效。

除了常见的芭蕉树，南方地区还有一种特别的植物，叫作"旅人蕉"。旅人蕉的叶柄宽阔伸展如孔雀开屏，又层叠交错如汉服衣襟。当地人介绍说，旅人蕉原产于非洲马达加斯加，在中国的广东、台湾等地有少量栽培，作为园林绿化树种。雨季时，旅人蕉会将雨水贮存在叶柄基部，人们用小刀戳穿旅人蕉的叶柄，就可以得到大量的清水，饮用解渴。这对长途跋涉、口渴焦躁的旅人十分友好，因此得名旅人蕉。

旅人蕉的叶形虽然与芭蕉类似，但是花朵却与鹤望兰相像，所以它归属于鹤望兰家族。国际植物园保护联盟（BGCI）的图标，就是旅人蕉的模样，可见它在植物人心中的重要地位。

中国南方地区气候湿润，物种资源丰富。有许多独特的动植物资源，可以满足我们对自然界的无限好奇。天空中落下的雨水，打在庭院里的芭蕉叶上，令人心生惆怅，写下不少感人诗篇。但同样的雨水，贮存在旅人蕉的叶柄

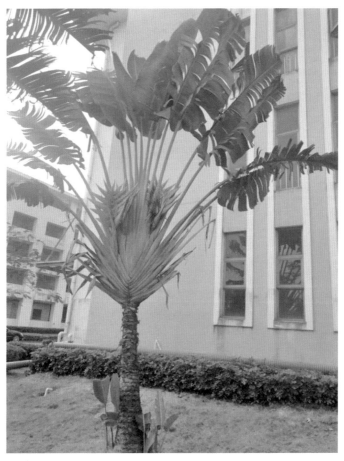

旅人蕉植物

部位，却可以救活焦渴的旅人，引发无限的感激之情。自然界的风霜雨雪，并不刻意地影响人类的情绪，倒是人类自己如何面对，才是需要反思的事。物与心的相互映照是人类情感的源泉，在见到同样的植物时，该如何选择忧愁与欣喜呢？这可能就是心随景迁吧！

思考：你能说出芭蕉树的药用价值吗？

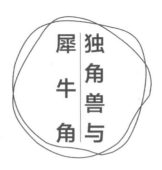

犀牛角与独角兽角

风靡全球的魔幻电影《哈利·波特》系列，情节曲折起伏，引人入胜。我尤其喜欢第一部里讲述的，可爱的哈利和他的朋友们，在善良正义的魔法学校学习的故事。不过，第一部里面最惊艳我的，还是那头闪闪发光的独角兽。

公元前398年，古希腊的历史学家克特西亚斯在他的书中写道："独角兽生活在印度、南亚次大陆，是一种野驴，身材与马差不多大小，甚至更大。他们的身体雪白，头部呈深红色，有一双深蓝的眼睛，前额正中长出一只角，约有半米长。"这只神秘的角从此流传了十几个世纪。

源于神话传说中的魔力，使无数人为这只幻想中的"角"发狂。每个贵族都想拥有独角兽角做成的酒杯，每个猎人都希望有朝一日，独角兽会落入他的陷阱。然而，在中世纪的神话里，独角兽自由地徜徉在山间野外，它们对人类十分友好，只有纯洁善良的少女才能接近它。单纯优雅的独角兽，会安静地把头靠在少女的裙摆上休憩。不过，也有伪善的少女，她们诱惑独角兽靠近，然后唤来猎人，野蛮地斩下它那神奇的角，失去魔力的独角兽，只能任由猎人无情的宰杀。

不过，世界上也许并没有神话故事里的独角兽，倒是生活在陆地上的犀牛，前额也有一只尖利的角，有点类似于独角兽的样子，可惜相貌差距甚远。尽管犀牛的相貌并不如幻想中的独角兽优雅高贵，但是犀牛的角还是遭到了人类无情的割取。为了神话传说中的药效，人们大肆猎捕犀牛，获取它的独角，作为药材或者装饰品。如今，在远古犀类的后代中，仅残存有 5 种犀牛，主要分布在亚洲和非洲，其中分布在亚洲的犀牛已经濒临灭绝。

在中国最早的药物学著作《神农本草经》中，就有将犀牛角入药的记载。大约成书于金元时期的《药性赋》第一句便是"犀角解乎心热，羚羊清乎肺肝。"中医学认为，犀角可以清热凉血、解毒定惊。不过，如今多种犀牛已被列为濒危物种，不能任意捕杀，犀角也被禁止交易。中医药人已用水牛角代替犀角入药。

除了做药材，古人还把犀角视为一种名贵的收藏品。达官贵人用犀角制成酒杯，称为犀角杯，精工雕刻，十分难得。我在故宫博物院见过一个用犀角雕刻成的摆件，蕴含着中国古代"仙人乘槎浮于海"的故事，雕工精致，生动形象，摆在展柜里，却犹如舟行水上，飘逸传神。

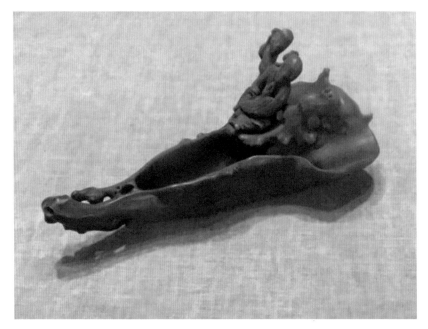

犀角雕刻摆件（摄于故宫博物院）

无论西方或者东方，人们喜爱珍贵难得的事物是无可厚非的，但是为了少数人的贪慕虚荣之心，残害无辜的自然生灵，那实在是罪无可恕。地球不属于人类，但人类却属于地球，保护自然界的生态平衡，爱护天生万物，就是守护我们自己的家园，守护人类的源远流长。自然之美，无处不在，何必非得据为己有？远远地欣赏万物的美好，不也是一种欣喜吗！

思考：你能说出犀角的药用价值吗？

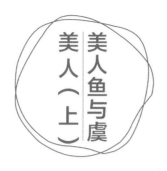

美人鱼与虞美人（上）

现在，很多海洋馆里都有美人鱼表演。年轻的女孩子穿着鲜艳的鱼尾服装，在水里自由地游来游去，伴随着强烈的背景音乐，人们看得眼花缭乱，好像她们真的就是人鱼公主，在向我们展示海洋的美轮美奂。

在东西方的传说故事里，都有"美人鱼"的身影。西方故事里，海上漂泊的探险家和水手们会在黄昏日落，或者明月高悬的时候透过弥漫的水雾，看到一些上身裸露，下身鱼尾形的女人们坐在礁石上。她们外表凄美冷艳，歌声哀婉动人，水手们常常会被迷惑而失去方向，最终丧生。不过，安徒生笔下的《小美人鱼》却是纯洁和美好的象征。小美人鱼因为爱上了人间的王子，不惜用自己美妙的歌喉换取变成人类的机会，来到王子身边，无声地陪伴着他。直到王子要和另外一个女孩结婚的前夜，她的人鱼姐妹们要求她杀死王子，变回人鱼。可是她放弃了，她愿意成全王子的幸福生活。于是，在黎明到来之前，波光粼粼的海面上，小美人鱼的身体，渐渐化成了五彩的泡沫，消融在天地间。

在中国古代的传说中，也有一种鱼尾人身的神秘生物，被称作"鲛人"。他们生活在水中，善于纺织，可以制作出入水不湿的鲛绡。当他们哭泣的时候，眼泪会化为珍珠，用他们体内的油脂燃灯，一经点燃，就会万年不熄。

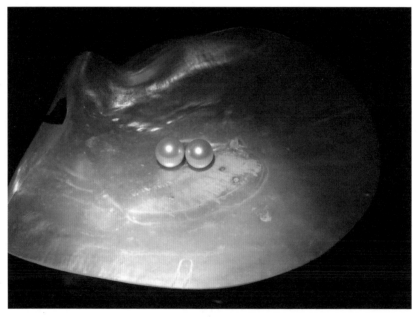

珍珠

浩如烟海的历史资料里，虽然没有准确的图像来证明鲛人的存在，但是文字记录却并不罕见。除了《山海经》《搜神记》等著名作品的记述以外，西晋张华（232—300年）所著《博物志》中也有两则关于鲛人的记录："南海外有鲛人，水居如鱼，不废织绩，其眼能泣珠。""鲛人从水出，寓人家，积日卖绢。将去，从主人索一器，泣而成珠满盘，以与主人。"可见在当时，人类和鲛人是和平共处，互惠互利的。

不过，神话传说在科学家的眼中总是需要仔细考证的。于是，当代生物学家就找到了一种比较符合"美人鱼"形象的生物——儒艮。据说，意大利探险家哥伦布，在听过一些关于美人鱼的神秘传说之后，沉浸于对美人鱼的向往和浓厚的兴趣之中。直到后来，在一次航海途中，水手们捕捉到了一只儒艮，并且告诉哥伦布，这就是他一直想见到的美人鱼。哥伦布简直不敢相信自己心中美丽又神圣的"美人鱼"竟然会是这样丑陋。于是他怀着失望的心情，决定把这头儒艮变成自己的晚餐。当他食用之后，认为儒艮的味道酷似小牛肉，而且体内的构造和鱼毫无相似之处，就推测它们不是鱼而是小牛。

我们有理由相信，西方的"美人鱼"也许是水手们在大海航行过程中，误将儒艮等水生哺乳动物判断为鱼尾人身，经过想象和艺术加工形成的神秘传说。而中国的人鱼形象，则可能是源于古代海岛的少数民族，他们善于潜水，并且拥有鱼鳞样的纹身。

思考：你知道珍珠是怎么形成的吗？

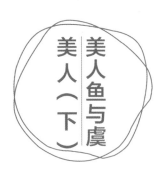

美人鱼与虞美人（下）

讲清楚"美人鱼"之后，我们再来看看中国的"虞美人"。

在中国，有人说"虞美人"是指西楚霸王项羽的爱妾虞姬。当时，项羽被汉军围困于垓下大营之内，兵少粮尽，四面楚歌。于是项羽劝说虞姬逃离，但是虞姬为了表示自己的忠贞，不拖累项羽，就拔剑自杀。项羽痛苦不已，最后仍不免于兵败，自刎于乌江畔。这段凄美的爱情故事流传到现在，被称为"霸王别姬"。

还有人说，"虞美人"最早是作为唐代教坊乐曲流传下来的，始见于敦煌曲子词，后来被流传为文人创作的"词牌名"。其中最著名的一首"虞美人"词，出自南唐后主李煜（937—978 年），他在宋代初期，降服于宋太祖后，被俘至东京（现在的开封）直到生命的尽头。

李煜写道："春花秋月何时了，往事知多少？小楼昨夜又东风，故国不堪回首月明中！雕栏玉砌应犹在，只是朱颜改。问君能有几多愁？恰似一江春水向东流。"这首词是李煜的绝笔之作。其语句简洁明净，清新自然，饱含着深沉的情感，和对人生无常的慨叹，读来令人感同身受。

　　和美人鱼一样，中国的"虞美人"也是凄美的化身。不过，我见过的虞美人，却是一株美艳无比的植物。虞美人盛开着大大的花朵，有黄色、白色、红色等多种颜色，未开放的花蕾外面，裹着一层有茸毛的绿壳，看起来十分可爱，它的果实是个顶端有放射状花纹的长圆形蒴果，非常独特。虞美人因其美丽多姿而被广泛地栽种在花园里，享受着人们欣赏的目光。

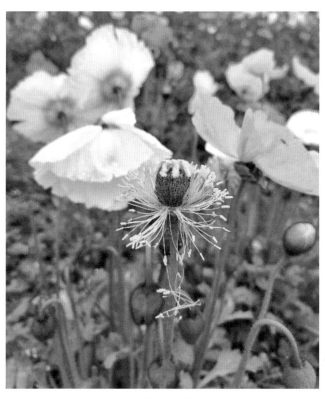

虞美人植物

但是，与它类似的植物还有一种"魔鬼之花"，这种花和虞美人是同一个家族的，植物学家把它们归为罂粟科。想到了吗？这种毒物就是罂粟，万恶鸦片的植物来源。如何区别植物虞美人和罂粟呢？其实也很简单，虞美人全株有毛，罂粟全株光滑无毛。常见虞美人的叶片边缘光滑流畅，花茎看起来娇弱纤细，而罂粟的叶片有许多不规则的浅裂，看起来张牙舞爪，花朵也更加粗壮艳丽，形容它是美艳无比的"魔鬼之花"并不过分呢！

1840 年，清道光二十年，英国人凭借着坚船利炮，轰开了闭关锁国的清王朝沿海大门，史称"鸦片战争"。这场战争最初正是源于英国东印度公司向中国出售鸦片，赚取暴利而且祸国殃民，被清政府禁止、查封，发生了著名的"虎门销烟"事件。

鸦片只是来源于罂粟的初级产品，更高纯度的是吗啡和海洛因，它们的俗称是"毒品"。毒品最大的危害是它会快速成瘾，无论男女老少，一旦沾染，身体和心灵上都会产生严重依赖，很快就迷失自我，不惜倾家荡产，甚至家破人亡。所以，我们每一个人都一定要远离毒品，支持禁毒。

1806 年，德国化学家泽尔蒂纳，首次将吗啡从鸦片中分离出来，并使用希腊梦神摩尔甫斯（Morpheus）的名字将其命名为吗啡（Morphine，MOP），它的衍生物盐酸吗啡是临床上常用的麻醉剂，有很强的镇痛效果。在一些美国早期战争片中，我们可以看到战地医生用吗啡给伤员

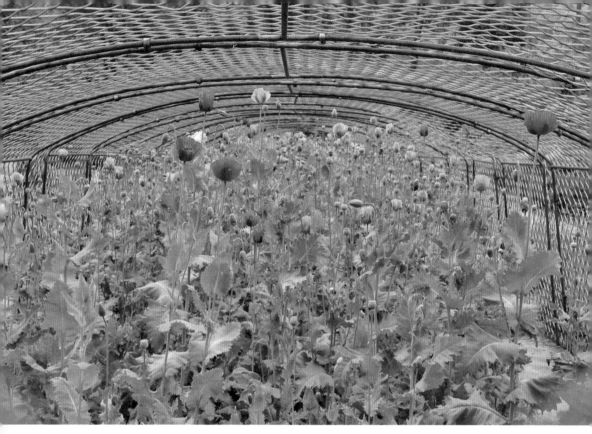

罂粟植物

止痛的场景，原理便在于此。同时，吗啡还有一定的止咳和止泻作用，但是千万不能长期和反复使用，否则一旦成瘾，追悔莫及，危害与毒品无异。战争结束后很多士兵就对吗啡成瘾。20世纪初，世界多国政府和执行机构通过了取缔吗啡恶习的严格的规章制度，将吗啡列为严格管控类药物。

公元973年，北宋刊行的《开宝本草》中，鸦片被称为"罂子粟"并流传至今。所以，在中医药人眼中，罂粟也是一种可以药用的植物。

明代医药学家李时珍在《本草纲目》第三卷中记载了与罂粟有关的两种药材，一个叫罂子粟，指的是罂粟壳，可以用来治疗久泻、久痢、久咳、脱肛、遗精等。另一个是他首次收录的阿芙蓉，也就是鸦片，是由罂粟果实加工而成的，主治泻痢、脱肛等。但是，他也在书中特别强调，初病者不可用罂粟，久病、严重时才能用，不到万不得已不要用。金元时期四大名医之一的朱丹溪也说："其止病之功虽急，杀人如剑，宜深戒之。"

魔鬼之花罂粟，虽有剧毒，却也有一定的药用价值。但是任何中药材的应用，必须有中医师的合理指导，万万不可轻易尝试，必须得谨慎使用。在我们国家，罂粟只能在政府限定的区域内栽培，以供药用或研究用。而与罂粟同属的虞美人，因为毒性较弱，倒是可以轻舞多姿地出现在人们的身边。其实，我们每个人该如何凭借对美好品格的追求，摒弃恶性，发扬善行，与天地万物和谐共存，自由舒展自己的美好，相互欣赏与陪伴，是值得我们用一生去修行的。

思考：你能说出罂粟的毒性与药用价值吗？

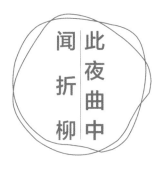

闻折柳 此夜曲中

2022 年 2 月 20 日晚，在北京的国家体育场鸟巢里，冬奥会闭幕式进入了"回忆"环节。身穿淡绿色长裙的舞者伴随着一曲优美的《送别》缓缓步入会场，脚下的电子屏幕上，出现了几枝随舞步摇曳伸展的柳枝。伴着音乐和舞蹈缓缓展开，更多的人手捧柳枝进入场地中央。

此情此景表现的就是我们中国文化里最诗意的告别方式——折柳送别。这首背景音乐也很特别，曲调是由美国作曲家约翰·庞德·奥特威（1824—1880 年）谱写的《梦见家和母亲》，而中文歌词是由中国音乐家、教育家李叔同（1880—1942 年），在 1915 年填词的《送别》。当中西合璧的音乐响起，文明的河流再一次在北京冬奥会的舞台上奇妙地交汇。此刻，是中国的，也是世界的。

1915 年，一场纷飞大雪中，李叔同的知交好友许幻园，站在院门外向他告别。许幻园说："叔同兄，我家破产了，咱们后会有期。"说完，他挥泪而别，黯然离去。李叔同看

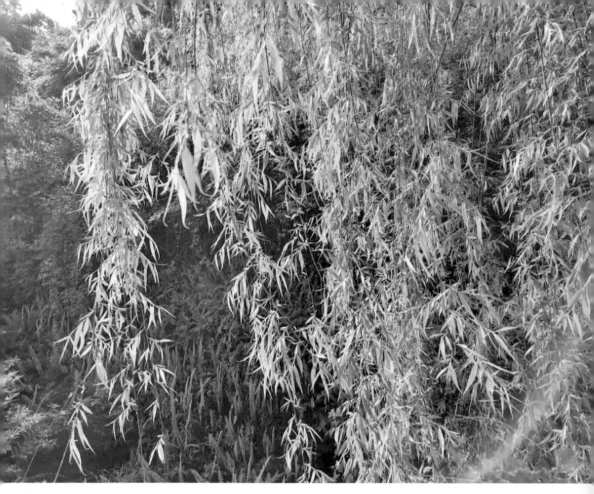

垂柳

着昔日好友远去的背影，在雪里又站了许久，返回屋内，含泪写下这首《送别》："长亭外，古道边，芳草碧连天。晚风拂柳笛声残，夕阳山外山。天之涯，地之角，知交半零落。一壶浊酒尽余欢，今宵别梦寒。"

李叔同用自己深厚的中国文化修养，赋予了这首曲子更有诗意的内涵。在中国最早的诗歌总集《诗经》里就有"昔我往矣，杨柳依依。今我来思，雨雪霏霏"的感怀。柳者，留也；丝者，思也。折几枝柔软缠绵的柳枝，表达送行者依依不舍的惜别之情，"折柳送别"的诗意表达，承载了中国人太多难以言说的牵挂。李商隐在诗里写道："含烟惹雾每依依，万绪千条拂落晖。为报行人休尽折，半留相送半迎归。"

开幕迎客松，闭幕折别柳。中国古人不仅有"折柳赠别"之风，还有"折柳寄远"之俗。在北京冬奥会闭幕式上，用折柳送别的中国式浪漫，表达着对所有运动员的惜别之情。希望中国人民和平友爱的情谊，能随着柳枝传递给全世界的人们。今日离别，请君带上这惜别的柳枝，带上中国人民的友谊，来日再相会！追思缅怀的环节，我们传达出了一种深沉的思念，还有充满生机的希望。

每到初春时节，柳树柔软垂顺的枝条随风飞舞，如果它恰好被栽植在湖畔宅边，微风拂柳，倒影随波荡漾，会显得更加摇曳生姿。如果你仔细观察过柳树，你会发现它有两种类型。一种会在春天散播"柳絮"，有晋代才女谢道韫的"未若柳絮因风起"为证，还有一种并不散播柳絮，而开出一些成串小花。这两种类型其实是柳树的雌株和雄株。散播柳絮的是雌株，开出成串小花的是雄株。当代人觉得柳絮纷飞不便于城市的清扫，所以大都种植雄株，人们已很少能亲身体会到柳絮纷飞的意境了。不过，对于中医药人来说，单只欣赏它的美，并不足以体现它的价值。除了情感的寄托与审美的观感，中医药人更重视的是柳树的药效。

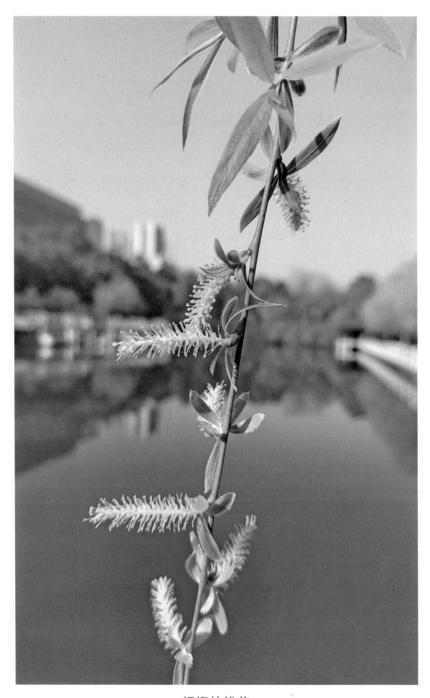

杨柳的雄花

《神农本草经》中就记载着柳树的根、皮、枝、叶均可入药，有祛痰明目、清热解毒、利尿防风的功效，外用还可以治疗牙痛。人们收集柳树的雌花（柳絮）装进枕头里，还有安神催眠的效果。新鲜的柳树枝叶可以清热解毒、利湿消肿。柳树的根可以祛风除湿、消肿止痛。还有柳树的皮，能祛痰明目、消炎止痛等。古代甚至还有用柳枝刷牙的记载。人们认为柳芽含有丰富的蛋白质，将它晒干后，可以炒着吃，也可以用来泡茶喝。在苏北和皖、鲁等地的民间，每当柳芽萌出时，大家会结伴采摘嫩绿的柳芽，用开水焯后再放冷，加上麻油、食盐、葱蒜、香醋等拌匀当菜吃，口感清香独特。

西方早在公元前 1550 年，古埃及最古老的医学文献《埃伯斯纸草文稿》上，就出现用柳叶止痛和退烧的记载。公元前 5 世纪左右，被尊为西方医学之父的希腊医生希波克拉底，采用了咀嚼柳树皮的方法为患者退热止痛。后来，西方科学家经过长期的探索和研究，发现垂柳中具有解热镇痛作用的有效成分是水杨苷。水杨苷在人体内会分解为水杨酸，二者在药效上基本同质，但是在服用时会引起严重的胃肠道反应，渐渐受到患者的排斥。到了 1897 年，德国化学家菲利克斯·霍夫曼（1868—1946 年）合成了近乎纯净的阿司匹林（乙酰水杨酸），并用于解除他父亲严重的关节炎痛苦。随后，德国拜耳药厂成为世界上第一家生产化学合成品阿司匹林的企业，从此，人类开始应用阿司匹林，直到今天。

没想到吧？湖畔垂柳不仅有着情意缱绻的柳枝和杨柳依依的美感，竟然还一身都是药材，并且得到了中西方医药学家的共同认可。你是不是很想在院子里种上一棵柳树了呢？不过，任何药物都要在医师的指导下应用，即使是如此亲切可人的柳树，也不能乱尝试呀！

思考：你能说出柳树的药用价值吗？

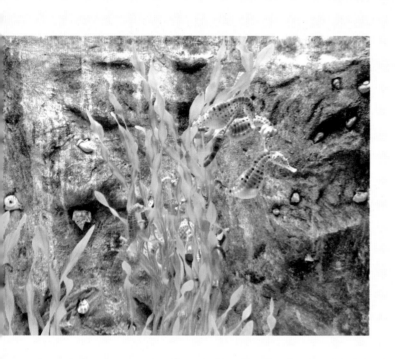

第四章　科学与本草

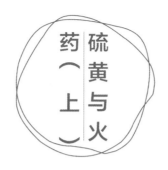

硫黄与火药（上）

2007年，英国《独立报》评选出了改变世界的101项发明。其中就有被公认为中国古代四大发明的造纸术、印刷术、指南针、火药。今天，我们就来谈谈四大发明之一的火药。

说起火药的来历，就不能不说到咱们中国历史上，许多帝王对于"长生不老"的追求。据说，最著名的是秦始皇。在《史记》中记载，公元前219年，秦始皇东巡到琅琊时，徐福等上书说，大海中有三座山，名叫蓬莱、方丈、瀛洲，上面有仙人居住，仙人又有长生不老药，只要斋戒、沐浴，带领童男童女前去拜求，就可以求得长生不老药。秦始皇听说喜笑颜开，马上就派徐福率领数千童男童女到海上去求仙。徐福当然是无功而返，但是秦始皇又派他再次出行，于是他用花言巧语欺骗秦始皇，除了带领童男童女，又增加各种工匠能手、射箭兵士等数百人，装足了粮食、淡水，再次向茫茫的大海进发。传说徐福带领这些人出海之后，就再也没有回来。而是落脚在一个小岛上，自立为王，繁衍生息。

此后的两千多年，各朝君王都热衷于寻仙访道，以求长生，但最终因服食"仙丹"而中毒身亡的却历历可数。长生不老只是人类的幻想，得道成仙也是一个美丽的梦境。不过那些为君主制作"仙丹"的炼丹师却是真实的存在。

他们为了实现君主"长生"的梦想，孜孜不倦地研究着如何能制作出可以"延年益寿"的"丹药"。当我翻开《神农本草经》时，忽然感觉自己理解了炼丹师和皇帝们的幻想来源。比如，在《神农本草经》上品的玉石类药物中有："太一余粮，味甘，平。主咳逆上气……久服耐寒暑，不饥，轻身飞行千里神仙。"诸如此类的记载，是不是令人心动，想要尝试去"成仙"？当然，现在的我们已经明白，矿石类药物大多质量较重，长期服用可能引起慢性中毒，并不能久服成仙。应用矿石类药物，需要经过中医大夫的辨证用药，才能治疗某些疾病。

但是古代的人们在没有足够经验的情况下，并没有意识到矿物药的毒性，而是尝试着将各种不同的矿石搭配在一起，用水、火等加工方法炼制丹药，并乐此不疲。直到某一天，他们中的一位把硝石、硫黄和木炭混合在一起，并进行了加热，引发了火灾。这种会起火的东西肯定不能让皇帝长生不老，于是炼丹师们赶紧放弃了这个简朴的"火药"配方。但是，这个能引发起火的配方却被其他人关注到，这些人将这个配方进行长期的改进，最后应用于军事，制造出了世界上最早的火药武器。宋代人还发现了这种"火药"的观

赏价值，他们在杂技、木偶戏中，运用火药制品"爆仗"和
"吐火"等，制造神秘的气氛，或者将它们用于幻术表演，
如喷出烟火云雾以表演"遁人""变物"等，引起神奇迷幻
的效果。从此，火药就在中国乃至世界历史上大放异彩，直
到今天，我们观看的烟花表演，仍然起源于古代的火药。

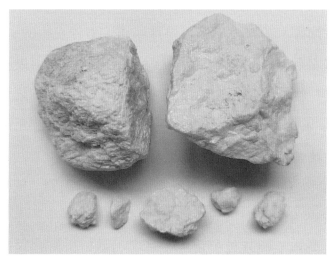

硫黄药材

　　13世纪左右，中国的"火药"经阿拉伯地区传入欧
洲，并发展成为大型火炮的发射药和弹体炸药。在19世纪
以前，它是世界上唯一的火炸药，在近代历史上许多著名
的战争中，都能见到它燃烧后飘散的黑烟。可以说，火药
的发明和传播改变了中世纪的战争模式，是军事上划时代
的一件大事。但是，由于这种"黑色火药"容易受潮失效，
被不小心撞击和摩擦时容易走火甚至爆炸，且威力小、攻
击距离较近，起火后残渣多、烟雾大、影响观瞄等缺点，

人们也一直在寻找新型火药来代替它。

1845 年的一天，瑞士化学家舍恩拜（1799—1868 年）在做实验时，不小心碰倒了盛满硝酸和硫酸的溶液瓶。溶液溅到桌子上后，他顺手拿起一条棉布围裙擦拭，随即又用火将围裙烤干。没想到，当围裙靠近火炉时，只听见"噗"的一声，围裙像变戏法一样瞬间消失，并且没有产生一点烟雾。惊讶过后，舍恩拜回想了事件发生的全过程，开始兴奋起来，他终于成功发现了用于制造无烟火药的新化合物！他将这种化合物命名为"火棉"，后人称之为"硝化纤维"。于是，实验室里的一次意外和一条不起眼的棉布围裙，就这样开启了现代无烟火药的发展史。

回顾火药的出现与演变，充满着偶然的因素。但是，在古老的火药配方中出现的硫黄，本身就是一种易燃烧的固体，甚至用手握紧硫黄块置于耳旁，就可以听到轻微的爆裂声。《中国药典》记载，硫黄外用可以解毒杀虫疗疮，内服能补火助阳通便。外治常用于疥癣、秃疮、阴疽恶疮，内服多用于阳痿足冷、虚喘冷哮、虚寒便秘。但中医药人经过长期的实践应用发现，硫黄有毒性，不宜长期内服，但是将硫黄研成粉末外用，可以杀虫止痒，颇有效果。我们常常在生活超市看到的硫黄皂，就是添加了硫黄成分的香皂，其主要功效就是去屑止痒。

思考：你能说出硫黄的药效吗？

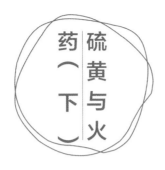

硫黄与火药（下）

在中国，最早的火箭出现在三国时期。公元 228 年，当蜀国丞相诸葛亮率军进攻陈仓（今天的陕西宝鸡附近）时，魏国守将郝昭第一次用安装上火把的箭焚烧了蜀军攻城的云梯，守住了陈仓，"火箭"一词就此出现。不过当时的火箭只是在箭头后部绑上浸满油脂的麻布等易燃物，点燃后用弓弩射至敌方，用以达到纵火目的的一种兵器。

北宋（约公元 10 世纪后期）年间，一些军官向朝廷进献了新的火箭及制造方法。这种火箭是用纸糊成筒，把燃烧效能更好的火药装在筒里压实，绑在箭杆上，再用弓箭发射出去，威力很大。后来又在此基础上继续改进，将火箭直接装入箭杆中间，爆炸时声响更大，可以恐吓敌人，这样的制作方法被认为是人类历史上最早、最原始的"火药箭"。

中国古代的火箭由箭头、箭杆、箭羽和火药筒四个部分组成。火药筒外壳用竹筒或硬纸筒制作，里面填充火药，

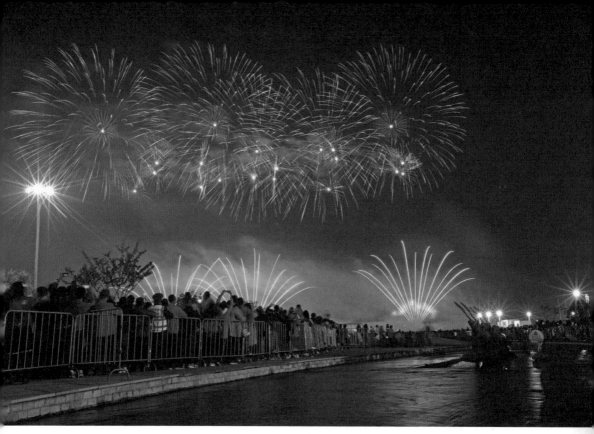

当代的烟花

筒上端封闭，下端开口，筒侧边小孔引出导火线。点火后，火药在筒中燃烧，产生的大量气体高速向后喷射，产生向前推力。其实这就是现代火箭的雏形，火药筒相当于现代火箭的推进系统；锋利的箭头具有穿透人体的杀伤力，相当于现代火箭的战斗部；尾端安装的箭羽在飞行中起稳定作用，相当于现代火箭的稳定系统；而箭杆相当于现代火箭的箭体结构。中国古代火箭外形图，首次记载于公元1621年茅元仪编著的《武备志》中。

火箭出现后，在中国被迅速用于军事行动和民间娱乐中。北宋后期，在民间盛行的烟火戏中，人们利用火药燃气的反作用力，制成了能够高飞和升空的"流星""爆竹"

为节日增添了喜庆的气氛。明代，中国的火箭技术迅速发展，士兵们发明了多种利用火药反作用力推进的火箭，甚至已经出现了火箭多级串联或并联（捆绑）的技术。

如明代后期创制的"火龙出水"等二级火箭，已经应用了火箭并联（四个火药筒）、串联（两级火箭接力）的原理，被认为是世界上最早的二级火箭，比现在的二级火箭早三百多年。此外，当时还创制了三种可返还可回收的二级火箭"飞空沙筒"，把古代火箭技术推进到更高级阶段，为近代火箭的研制启发了思路。

明代的军事技术家还创制了"神火飞鸦"与球形带双翼的"飞空击贼震天雷"两种有翼式火箭。这两种火箭分别在鸦形与球形体内装满火药，火药中有火药线通出并与起飞火箭火药筒中的火药相串联，发射时先点燃起飞火箭的火药线，使火箭飞至敌方，并将鸦身与球体内的火药引爆，杀伤和焚烧敌军的人马，是破阵攻城的利器。这些都是中华民族对火箭技术的发展所做出的重大贡献。

除了作为军事武器和民间娱乐，中国人还勇敢地开启了应用火箭进行载人飞行的尝试。传说，明代有个叫万户的人想要飞上天空。于是，就设计出一把特殊的椅子，椅子上绑了47个当时能够制造出来的最大的火箭。然后他坐到椅子上，双手举起大风筝，设想能利用火箭的向上推力，使自己飞上天空，再利用风筝的牵引力，使身体平稳着陆。然而当他的仆人战战兢兢点燃火箭后，看到的却是巨大的爆炸，而不是万户的飞升，充满想象力的万户也为此献出了生命。

不过"万户飞天"的故事却被人们广为流传。以至于在1945年出版的，美国火箭学家赫伯特·S·基姆的著作《火箭和喷气发动机》中也被提及，"Wan Hu"被称为"世界上第一个想利用火箭飞行的人"，虽然他的努力失败了，但他被公认为"真正的航天始祖"。为了纪念这位英雄，国际天文联合会将月球上的一座环形山命名为"Wan Hu"。

大约在13世纪末至14世纪初，中国的火药与火箭等火器技术传到了印度和阿拉伯，并经阿拉伯传到了欧洲，阿拉伯与欧洲国家对火箭技术的引用就此开始，这项举动推动了火箭技术的迅速发展。1805年，英国炮兵军官W·康格里夫制造的脱胎于中国古代火箭的新式火箭成为近代火箭的开端，其射程达到了2.5～3公里。第二次世界大战后，科学技术迅速发展，火箭技术逐渐被应用于空间探测和开发。

今日我们因为祖先的技术成就而感到骄傲和自豪的时候，不妨也静静地反思一下，如何能将我们国家古老的优秀的科学技术传承下来，并迭代升级，发扬光大吧！

思考：你认为万户飞天失败的原因是什么呢？

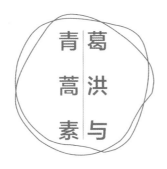

葛洪与青蒿素

　　葛洪（283—363 年）是三国时期著名道士葛玄的侄孙，出生在今天的江苏省句容县，字稚川，号抱朴子，后世评价他是东晋的道教理论家、著名炼丹家和医药学家。他酷爱读书、兴趣广泛，尤其喜好修习道术。后来，他结识了南海太守鲍靓，二人趣味相投，葛洪拜鲍靓为师，鲍靓将女儿鲍姑许配给葛洪为妻。此后，时局动荡，葛洪屡次出仕不利，最终隐居在广东罗浮山中，炼丹修道、著书立说。

　　葛洪的代表著作是《抱朴子》，他在书中系统地总结了晋代以前的神仙方术，包括"守一""行气""导引"等，还记载了许多药用植物的形态特征、生长习性、主要产地、药用部分及治病作用等。同时，葛洪还将神仙方术与儒家的纲常名教相结合，强调"欲求仙者，要当以忠孝、和顺、仁信为本。若德行不修，而但务方术，皆不得长生也。"葛洪将魏晋玄学与谶（chèn）纬神学、神仙方术与金丹符咒等全部纳为一体，确立了中国古代道教的神仙理论体系，影响深远。

此外，葛洪还坚信炼制和服食丹药可以长生成仙，因此长期从事炼丹实验，在实践中积累了丰富的经验。经过长期研究撰写出《中国科学技术史》的中国科学院外籍院士，生物化学和科学史学家李约瑟（1900—1995 年）博士，在详尽研究葛洪的发现后，曾惊叹道："葛洪是最伟大的博物学家和炼金术师，他开启了世界医学化学的源头。"比如，葛洪曾经在炼制水银的过程中发现了化学反应的可逆性。他指出，对丹砂（硫化汞）加热可以炼制出水银，而水银和硫黄化合，又能变回丹砂。在葛洪的著作中，还记载了雌黄（三硫化二砷）和雄黄（硫化砷）加热后会升华，直接成为结晶的现象。这些都可以说是现代化学的先声。所以，葛洪的炼丹术，为研究中国炼丹史以及古代化学史提供了宝贵的资料。

除了道家修习，葛洪还精通医学和药物学，主张道士兼修医术。他撰写有医学著作《玉函方》一百卷，可惜早已失传，现存的著作仅有《肘后备急方》八卷，书名的意思，就是可以常常备在肘后（带在身边）的应急书，是中医药人应当随身常备的实用书籍。书中收集着他在行医、游历的过程中，记录的大量救急用的方药，如各种急性病症或某些慢性病急性发作的治疗方药、针灸、外治等方法，以及个别病的病因、症状等。此外，葛洪对天花、恙虫病、脚气病等的描述都属于首创，尤其是倡导用狂犬脑组织外敷伤口治疗狂犬病，被认为是中国免疫思想的萌芽。

2016 年 9 月，在广东省惠州市博罗县的罗浮山风景区内，新建成的葛洪博物馆揭开了面纱。这座博物馆总建筑面积 3000 多平方米，共有三层，一楼是序厅和葛洪鲍姑园等，展示了葛洪炼丹和鲍姑采药的场景，二楼是"问道罗浮——葛洪生平事迹展"，陈列着 400 余件文物，三楼是关于屠呦呦的"伟大发明——青蒿素研发专题展"，主要展示屠呦呦发现青蒿素的事迹。读到这里，是不是感觉有点奇怪？葛洪博物馆里，为什么会有一个屠呦呦与青蒿素的专题展呢？如果你听说过屠呦呦的事迹，就会马上明白她和

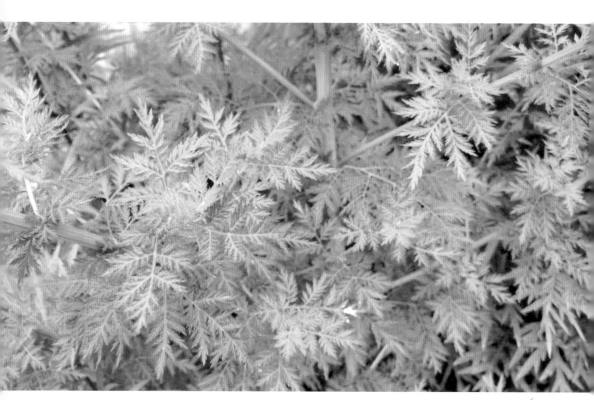

青蒿的原植物——黄花蒿

葛洪有着怎样的渊源了。

2011 年，中国中医科学院的屠呦呦研究员获得美国拉斯克医学奖。评审委员会给出的获奖理由是："屠呦呦教授领导的团队将一种古老的中医疗法转化为最强有力的抗疟疾药物，使现代技术与传统中医师们留下的遗产相结合，将其中最宝贵的内容带入 21 世纪。"

屠呦呦是怎样发现青蒿素的呢？一开始，为了治疗疟疾，屠呦呦阅读了大量的古代中医药典籍，又请教了许多中医专家，收集了包括植物、动物、矿物药在内的 2000 多个药方，并在此基础上编辑成包含 640 个方药在内的《疟疾单秘验方集》。最后经过筛选，她和同事们以常山、胡椒、青蒿等为重点对象，对包括青蒿在内的 100 多种中药水煎煮提取物和 200 余个乙醇提取物样品进行了各种实验，但结果都令人沮丧，并没有得到理想的抗疟疾效果。

后来，她重新翻阅古代医籍，终于在阅读葛洪的《肘后备急方》时茅塞顿开。书中说："青蒿一握，以水二升渍，绞取汁，尽服之。"这段话使屠呦呦意识到，温度是提取抗疟中草药有效成分的关键因素！经过周密的思考，屠呦呦重新设计了新的提取方案，对以往筛选过的重点药以及几十种后补药物，夜以继日地进行实验。经历了无数次失败，她和团队终于获得了高效抗疟的青蒿提取物，将其命名为"青蒿素"。此后，他们又不断改进和研究青蒿素，以提升抗疟疾疗效，最终得到了世界科学界的认可，获得了 2015

年诺贝尔生理学或医学奖。这是中国医学界迄今为止获得的最高奖项，也是中医药成果获得的最高奖项。

2015 年 12 月，屠呦呦在瑞典的诺贝尔奖颁奖典礼上，用中文发表《青蒿素的发现：传统中医献给世界的礼物》的主题演讲，在这次演讲上，她向大家讲述了自己从中国古代医药著作的记载中，得到了提取青蒿素的灵感的过程，这使所有人都知道了葛洪和他的《肘后备急方》。屠呦呦的获奖，令无数中医药从业者为之精神振奋！

现在，你理解为什么在葛洪博物馆出现屠呦呦和青蒿素的专题展览了吧？那么，你想不想去看看这个博物馆呢？咱们就约在罗浮山见吧！

思考：你能说出屠呦呦获得诺贝尔奖与中医药学的关系吗？

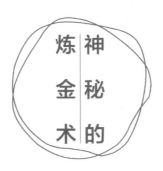

神秘的炼金术

一大早醒来，刚睁开眼睛，小儿子就神秘兮兮地给我讲起一个化学家试图把黄铜变成黄金的实验。他说这个化学家当然会失败了，因为黄铜和黄金的化学成分是不一样的。黄金是化学元素金的单质形式，是一种软的，金黄色、抗腐蚀的贵金属。而黄铜是由铜和锌所组成的合金，质地更硬一些。他讲得津津有味，我也听得很有兴趣。只是我还想告诉他，做这个实验的很可能就是一位炼金术士。我曾经讲过中国古代著名的炼丹师葛洪的故事，今天我们就来聊聊西方历史上的炼金术士。

传说，西方的炼金术起源于埃及，最早可追溯到公元3世纪。赫尔墨斯是埃及的僧侣，作为一些有用技艺的发明者，他受到人们普遍的尊重，后来他被看作是可以与埃及的月神沟通的神话人物，还衍生出一门赫尔墨斯神智学。

所谓"炼金术"，其实就是早期有人试图将贱金属伪造成贵金属，比如将铜和锌制成合金，在外观和硬度上接近黄金。后来这种技术逐步发展成为一门学科，从而诞生了炼金术。传说，埃及人留给炼金术最重要的东西是刻在一块翡翠石板上的最早的炼金术典籍，名曰《翠玉录》。

后来，炼金术在阿拉伯地区普及。公元 12 世纪，炼金术传入西欧，阿拉伯的炼金术书籍被相继翻译成拉丁语，《翠玉录》也于同期被翻译。公元 13 世纪，戈贝尔所著的《金属贵化指导大全》引起了教会学哲学家大阿尔伯特与自然哲学家罗杰·培根的关注。公元 17 世纪，《被正视，被完善，被增补的炼金术》在法兰克福出版。此后，炼金术的意义被众多研究者传承至今。据说，现代的物理学家找到了通过核化学来炼金的方法，但是这种方法成本极高，产生的金子价值远远低于所要使用的器材、原料、能量消耗的费用，因此，并没有激起人们的热情。

但是，西方的炼金术士却一直作为一个神秘的群体，引发人们的无尽想象和好奇。在中国，也有这样神奇的"术士"可以变化出金子，只不过中国传说里的仙人，并不需要经过复杂的化学实验制造出金子，而是直接"点石成金"。在汉代的《列仙传》中记载了这样一个故事，晋代的旌阳县曾有过一个法术高深的县令，叫许逊。他能施符作法，替人驱鬼治病，百姓们见他像仙人一样神，就称他为"许真君"。有一年由于收成不好，农民们缴不起赋税，许逊便叫大家把石头挑来，然后施展法术，用手指一点，那些石头都变成了金子，他用这些金子补足了百姓们的赋税。

后来"点石成金"的神奇法术，就成为人们的美好幻想，流传至今。

　　除了把石头变成黄金的含义，现代人也用"点石成金"形容那些可以化腐朽为神奇的指教，比如对文章中关键字句的修改，或者对他人十分恰当的提醒等。当然，黄金的价值在任何时代都是不容小觑的存在，人们把黄金作为一种财富的象征。

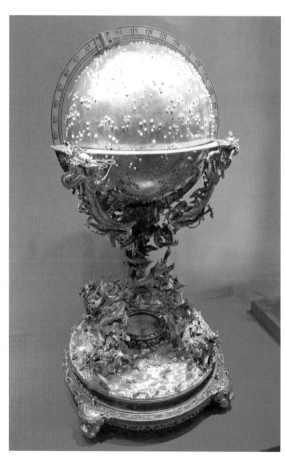

金嵌珍珠天球仪（摄于故宫博物院）

除了象征着财富，在中医药人眼中，黄金也是一味难得的中药材。由于金的延展性极好（1 克黄金可以捶打成 0.5 平方米左右，厚度为 0.12 微米的金箔片），因此，中医药人就把薄如蝉翼的金箔作为药材使用。在中医药人入门读物《药性赋》里就有"金箔镇心而安魂魄"的记载。当然，如果是读过曹雪芹《红楼梦》的人，还会想起尤二姐吞金自杀的情节。这是因为，大块的黄金很重，吞入腹中会影响胃肠道的蠕动，进而引起死亡。

清热解毒、镇惊开窍的中成药"安宫牛黄丸"外包裹着一层薄薄的金箔。这是因为金的化学性质稳定，包裹金箔可以减少药丸与空气的接触，延缓药材的氧化，从而起到保鲜的作用。另外，用金箔包裹药丸还可以减少安宫牛黄丸中麝香、冰片等芳香开窍药材的挥发，使药效更加持久稳定。在中医理论中，以金箔入药还可以增强镇惊豁痰、安神解毒的效果。

如此说来，中医药人将珍贵的金箔加入治病救人的药方中，同时起到增强药效与安全储存的效果，实在是用意颇深！金灿灿的黄金，不仅是人们热衷于追逐的财富象征，也是中医药人手中的一味良药！

思考：你知道金子是如何作为药材使用的吗？

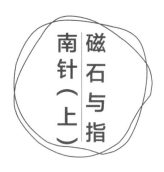

磁石与指南针（上）

　　传说早在先秦时期，中国古人在寻找铁矿的过程中，就遇到过铁质工具被石头吸住的现象，他们十分害怕，以为是"山神显灵"。后来，人们又经过不断的探索实践，发现这只是一些具有磁性，可以吸住铁的石头。先秦时期的著作《管子》中最早记载了这些发现："上有磁石者，其下有金铜"，在《山海经》中也有类似的记载。此外，还有一个有趣的故事，秦始皇在营建阿房宫时"以木兰为梁，以磁石为门"，将宫阙的北门建造成了一座"磁门"。这座磁门的作用类似于现在的安检系统，如果有人身藏铁制武器进入磁门，便会被吸住。不得不说，这是一个非常超前且具有创意的设计。后来，在北宋宋敏求撰写的中国最早的古都志——《长安志》中还可以看到"东西有阁道，累磁石为之，著铁甲入者，磁石吸之，不得过"的记载。但是传说中的"磁门"是否真实存在过，却没有任何实物能够证明。

　　《吕氏春秋·精通篇》中又有"慈石召铁，或引之也"

的表述，意思是说，当时的人们把磁石吸引铁，看作慈母对子女的吸引。东汉的高诱还在《吕氏春秋注》中谈道："石，铁之母也。以有慈石，故能引其子。石之不慈者，亦不能引也。"他的意思是说，石是铁的母亲，但石有慈和不慈两种，慈爱的石头能吸引他的子女，不慈的石头就不能吸引。所以，汉代以前，人们把"磁石"称为"慈石"。

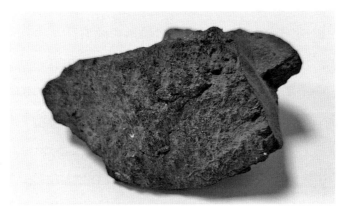

磁石

中国近代地质学奠基人之一章鸿钊先生（1877—1951年），从近代地质科学的角度研究了中国古籍中有关古生物、矿物、岩石和地质矿产等方面的知识，撰写出《三灵解》《石雅》《古矿录》等著作，开我国地质科学史研究之先河，具有广泛深远的影响。他在《古矿录》中记载，磁石最早出现于战国时期的河北磁山（今河北省邯郸市磁山）一带。人们首先发现了磁石吸引铁的性质，后来又发现了磁石具有指向性。于是经过长期的实验和研究，发明出可以指引方向的磁性指向器，称为"司南"。

1945 年，我国著名科技史学家王振铎（1911—1992 年），根据东汉思想家王充在《论衡·是应篇》中对司南的描述："司南之杓，投之于地，其柢指南。"对存世文物中较有代表性的 16 件斗和勺的形状进行分析，选择一种汉代漆勺作为用磁石复原司南的参考样板。之后，他在一张标记了刻度、南北、天干地支等符号的纸盘中央，放置上一块平滑的铜板，并将司南模型置于铜板正中，令勺柄指向正南。王振铎轻轻拨动勺柄，勺子随即转动起来，随着拨动方向和力道的变化，司南模型呈现出不同的旋转圈数和角度，他详细记录下这些不断变化的数值，作为验证地盘摩擦阻力和司南指极性能关系的数据支撑。但是，尽管这一司南模型呈现出良好的指极性，但王振铎对于勺形的造型也存在疑虑。他说："勺形司南只能定位成一种比较考究的可能性方案，未发现原物以前，姑以古勺之形体充之，以征验其究竟。"

后来，东北师范大学物理学院的刘秉正（1926—2009 年）教授又提出，司南可能并非指南工具，而是古人根据天文现象来判断南方。"司南之杓"中的"杓"，在古代又指北斗第五、六、七颗星（玉衡、开阳、摇光），亦称"斗柄"。"其柢指南"中的"柢"与"底"字相通，因此司南应解释为天空中的北斗七星，当北斗的勺柄指向地面（北方）时，勺底的二星则指向南方。直到今天，有关中国最早司南形制的探索与研究还在继续中。

思考：你能说出磁石的特性吗？

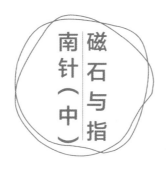

磁石与指南针（中）

唐代以后，人们开始思考如何将指南装置变得小巧而便于携带。最迟在宋代，中国人就已发明了多种形制的磁化指南针，如指南铁鱼、蝌蚪形铁质指向器，或者水浮磁针等。北宋官修的军事著作《武经总要·前集》卷十五就记载有指南鱼的详细制作方法和形制："用薄铁叶剪裁，长二寸，阔五分，首尾锐如鱼形，置炭火中烧之，候通赤，以铁钤钤鱼首出火，以尾正对子位，蘸水盆中，没尾数分则止，以密器收之。用时置水椀（碗）于无风处，平放鱼在水面，令浮其首，常南向午也。"这种方法实际上是利用地磁场使铁片磁化，并明确指出鱼形铁片微向下倾斜会对磁化有利。刘秉正分析认为，记载中的铁片"以尾正对子位"是为了南北放置，被地磁场磁化。"没尾数分"是为了使磁化角度更好地顺应地磁倾角，以最大限度地利用地磁强度。这些记载，说明宋代人已经发现，近代科学中磁倾角（磁力线与地平线之间的夹角）的影响。

北宋沈括在《梦溪笔谈》卷二十四中，还记载了水浮磁针的制作方法和形制："方家以磁石磨针锋，则能指南；然常微偏东，不全南也。水浮多荡摇。指爪及碗唇上皆可为之，运转尤速，但坚滑易坠，不若缕悬为最善。其法取新纩中独茧缕，以芥子许蜡缀于针腰，无风处悬之，则针常指南。其中有磨而指北者。予家指南、北者皆有之。磁石之指南，犹柏之指西，莫可原其理。"这种在实践中总结出来的钢针磁化方法，经沈括的著作《梦溪笔谈》公布于世，有力地促进了磁针在堪舆（指中国古人考察地形、环境、朝向等人类居住或者墓葬位置的选址方法）和航海两大领域中的应用和普及。

磁针问世后，为了使用方便，读数容易，再加上磁偏角的发现，人们对指南针的使用技巧也提出了更高的要求。当时的堪舆方士们首先将磁针与分度盘相配合，创制了新一代指南针——罗盘。当航船还在使用浮在水面上的指南鱼时，堪舆者们手中的罗盘已更加便捷稳定。罗盘古称"地螺"或"地罗"，又分为水罗盘和旱罗盘。自南宋至明代中期，中国航海中所使用的罗盘都是水罗盘。明代初年随郑和下西洋的巩珍，在他1434年所著的《西洋番国志》中曾对这种水罗盘作了记述："皆斫木为盘，书刻干支之字，浮针于水，指向行舟。"12世纪末至13世纪初，欧洲和阿拉伯地区已经开始使用指南针。他们将鱼形铁片与磁石摩擦磁化，直接或借助木片浮在水上、油上指南。

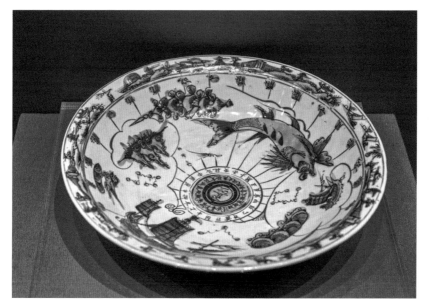

航海用的瓷盘（摄于漳州市博物馆）

　　至于旱罗盘，在南宋曾三异（也有学者认为作者是曾三聘）所著《因话录》中"子午针"条记载："地螺，或有子午正针，或用子午丙壬间缝针。"1985 年，江西临川县南宋朱济南墓（葬于 1198 年），出土了座底墨书"张仙人"的瓷俑一式两件。瓷俑的左手抱着一个罗盘，这个罗盘的磁针中部增大呈菱形，菱形中央有一个明显的圆孔，可以认为是一种用轴支承的旱罗盘，这也是世界上最早的堪舆旱罗盘模型。明代后期，随着西方传教士来到中国，中西方文化与科技日渐交流与融合。中国科学院自然科学史研究所潘吉星（1931—2020 年）研究员，在梳理了宋代以来指南针用于航海的文献记载后认为，宋元时期中国人是习惯性地在航海时使用水罗盘，当时的旱罗盘结构有待完善。后来旱罗盘传入西方，在欧洲取得较大的发展，清代初年又传回中国，并被广泛应用于航海，从而开启了大航海和地理大发现的时代。

思考：你见过哪种类型的罗盘呢？

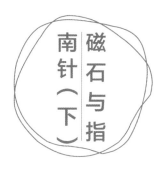

南针（下）
磁石与指

英国著名的科学史学家李约瑟（1900—1995年）提到，在西方1597年的航海书中记载着，如果没有能够长期保持磁性的钢针，每只船上还必须携带磁石用来及时给钢针充磁。可见，无论司南还是罗盘，在茫茫的大海或者陆地上，磁石的磁性才是帮助人们指引方向的关键。当然，古人缺乏近现代地球物理学的知识，他们并不知道其实地球也是一个大磁体，它的两极分别在接近地理南极和地理北极的地方。当位于地球表面的磁体，自由转动时，就会因磁体同性相斥、异性相吸的性质而指示出南北。这个道理古人不太明白，但这类现象他们看得很清楚。

传说，西汉时期，有一个名叫栾大的方士，利用磁石的性质，做出两个棋子般的东西。通过调整两个棋子极性的相互位置，两个棋子有时会相互吸引，有时又相互排斥，栾大称之为"斗棋"。他把这个新奇的玩意献给汉武帝，当场演示。汉武帝惊奇不已，圣心大悦，竟封栾大为"五利将军"。可见当时人们对于磁石磁性的惊叹。

秦汉时期，古人为了修炼成仙，会服用五石散（又称寒食散）。晋代葛洪记述其配方为丹砂、雄黄、白矾、曾青、慈石，隋代名医巢元方则认为是石钟乳、石硫黄、白石英、紫石英、赤石脂。尽管五石散配方各不相同，但其药性皆燥烈，服后使人全身发热并产生一种迷惑人心的短期效应，实际上是慢性中毒，许多长期服食者都因中毒而丧命。唐代名医孙思邈呼吁世人"遇此方，即须焚之，勿久留也"。尽管五石散害人不浅，但是磁石的药效还是得到了中医药人的肯定。《神农本草经》中就记载着磁石，《中国药典》中，磁石有镇惊安神、平肝潜阳、聪耳明目、纳气平喘的

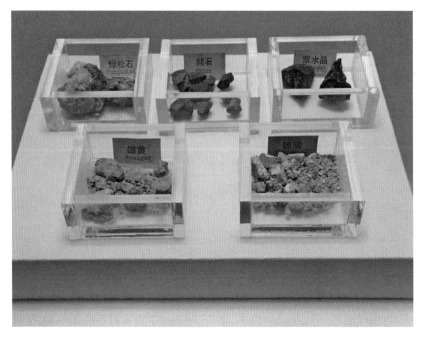

五色药石（摄于广州南越王博物院）

功效，可以用于治疗惊悸失眠、头晕目眩、视物昏花、耳鸣耳聋、肾虚气喘等。但是用量不宜过大、不宜久服，且孕妇慎用。

现在的我们已经可以很容易地得到磁石或者指南针，并且随着科技的发展，我们国家已经建成了自主研制的全球卫星导航系统——中国北斗卫星导航系统（BDS）。北斗卫星导航系统（BDS）、全球定位系统（GPS）、格洛纳斯（GLONASS）和伽利略卫星导航系统（GALILEO）都是联合国卫星导航委员会已认定的供应商，可在全球范围内全天候、全天时为各类用户提供高精度、高可靠的定位、导航、授时服务，并且具备短报文通信能力。目前北斗已与137个国家签下了合作协议。

司南与北斗，同样是中国人智慧的结晶。指南针的发明，源于中国古人对如何确定方向的思考，后来被应用到军事和航海活动，甚至可以说是影响了全世界。北斗卫星导航系统的建成，也是现代中国人探索世界的实践，我们将中国人的智慧，毫无保留地献给全人类。现代科学技术的发展，对于地球物理等自然科学的认知，正是东西方科学家们长期探索实践的结果。不过，将磁石的物理特性发挥成为药效，恐怕是中国医药人的独创吧！

思考： 你能说出磁石有什么药效吗？

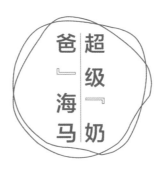

超级"奶爸"海马

小朋友们，你有没有注意到，我们的身边有时会出现一些肚子鼓鼓的阿姨。过一段时间后，她们的肚子就变瘪了，开始抱着一个小婴儿，照顾他慢慢长大。如果你曾经见过这样的阿姨，那么，你一定会发现，她们的肚子里，就装着后来那个小婴儿！世界上绝大多数的动物和植物，都是由母体（也叫雌性）孕育而来的，所以，母亲与孩子有着天然的联系，每一个孩子来到人世间，最亲近的第一个人通常都是妈妈。

但是，有一种动物却是个例外。他们的宝宝并不在妈妈的肚子里孵育长大，而是在爸爸身上的腹囊（也叫"育儿袋"）里成长为幼小的个体，之后再独立生活。这种特别的动物就是海马，你见过它吗？

动物学家认为，海马是刺鱼目海龙科海马属的多种小型海洋鱼类的统称。你没有看错，海马也是一种鱼类，只不过，因为它有着独特的弯曲颈，头部长着长口鼻，外观看

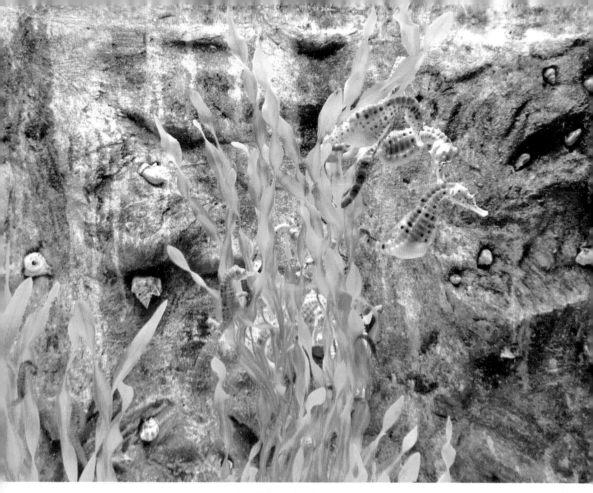

海洋馆里的海马

起来和马相似，所以被叫作海马。海马主要分布在太平洋、大西洋，种类多达 50 余种。它的身长为 5 ～ 30 厘米，头部形似马头状，且头部与身体弯曲成一个大钝角或直角。它的嘴巴是长管状，不能开合，只能吸食水中的小动物。它的眼睛可以各自独立地上下、左右或前后转动。它的尾部细长呈四棱形，尾端细尖，常呈卷曲状，这是因为海马不善于游泳，需要用卷曲的尾部紧紧抓住珊瑚的枝节或海藻的叶片，才能将身体固定住，避免被水流冲走。

　　海马的游泳姿势非常特别，它将身体直立在水中，依靠背鳍和胸鳍做高频率地波状摆动（每秒钟 10 次），来进行缓慢游动。海马的移动速度为每分钟 1～3 米。当然，这个速度大概可以称为地球上行动最慢的游泳者了。因为游不快，所以海马们常常用卷曲的尾巴，把自己系在海草上，安静地等待猎物的出现。

雄性海马身上可以看到一个"育儿袋"，而雌性没有。海马是地球上已知的、唯一一种由雄性生育后代的动物。每年的 5～8 月是海马的繁殖期。这期间，海马妈妈把卵产在海马爸爸的育儿袋中，经过海马爸爸 50～60 天的孵化，幼小的海马就从爸爸的育儿袋中释放出来。所以，如果你们看到腹部鼓鼓的海马，要注意，它可不是海马妈妈，而是海马爸爸！

海马作为药材使用有温肾壮阳、散结消肿的功效，能缓解因肾虚而引起的腰膝酸软、腰腿疼痛等症状。为了更好地鉴别这种外形独特的药材，中医药人还形容它是"马头蛇尾瓦楞身"。"马头"是指海马的头部，"蛇尾"是指海马的尾部，"瓦楞身"则是说海马躯干表面的环节纹，形似中国古代的屋脊瓦纹。这些形容是不是很形象？

其实，作为对资源需求不多，慢吞吞又喜欢安静的海马，它对其他物种的生存威胁是不大的。但是，随着海洋污染问题的出现，海马的生存面临极大的挑战。已有 38 种海马被列入 2012 年《世界自然保护联盟濒危物种红色名录》，我们是时候行动起来保护它们了。地球是所有生命的共同家园，人类一定不能自以为是地球的绝对主人，肆无忌惮地开采和利用地球的资源，侵占其他物种的生存空间。因为每种生命都有自己的独特价值，尊重它们就是尊重人类自己。让我们一起爱护自然界吧!

思考: 你能说出海马的药用价值吗?

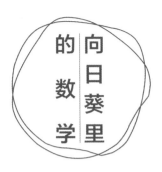

向日葵里的数学

瓜子是向日葵的种子，也叫葵花籽。葵花籽的含油量极高，味香可口，可以生吃或者炒食，也可以榨油，是重要的油料作物。葵花籽含有丰富的维生素 E，可以润泽皮肤，它还含有铁、镁、钾、锌等元素，可以预防贫血、保护心脑血管，保持精神愉悦等。研究认为，生吃葵花籽可以增强大脑的记忆力，对于神经衰弱、失眠等患者有辅助治疗的效果。但是炒制后的葵花籽性温燥，不宜多吃，多吃会引起口干、口疮、牙痛、便燥等上火症状。所以，建议葵花籽还是生吃的好。

我的爸爸曾经在院子里种过几株向日葵。据他说，也没怎么管它，丢几粒没有炒过的生葵花籽到土里，春天发芽，夏天开花结果。每年 8 月份正是向日葵种子快要成熟的时候，我和儿子每天都去观察，看它的种子是否变成饱满的黑色，然后随时准备掰下来吃。

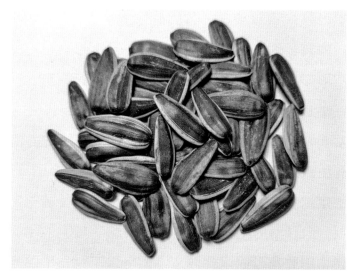

葵花籽（炒制）

　　人们喜欢向日葵的一个原因，是它黄灿灿的颜色看起来充满阳光和朝气，还有一个原因，是它在花盘盛开之前总是朝向太阳，看上去积极乐观。如果你仔细观察就会发现，向日葵的叶子和花盘，在白天是追随着太阳从东转向西的。植物学家还测量出来，向日葵对于太阳并不是即时跟随，其花盘的指向，落后太阳大约12度，也就是48分钟。等太阳落下后，向日葵的花盘又慢慢往回摆，在大约凌晨3点时，又朝向东方，等待太阳再次升起。不过，一旦花盘完全盛开后，它就不再向日转动，而是固定地朝向东方了。

　　据说，向日葵原产于北美洲，在1510年被西班牙殖民者带回欧洲，明朝万历年间又由传教士带入中国。西方博物学家注意到了向日葵的向日性，明末清初的学者在记载向日葵时，也特别提及它的向日性。如1688年出版的《花镜》中记载："向日葵,一名西番葵。高一、二丈,叶大于蜀葵,尖狭多刻缺。六月开花,每杆顶上只一花,黄瓣大心,其形如盘。随太阳回转,如日东升则花朝东,日中天则花直朝上,日西沉则花朝西。"

这和我们现在的观察是一致的。不过古代的人们可能并没有注意到,在花盘盛开之后,向日葵就不再随日转动,而是固定地朝向东方了。为什么会这样呢?植物学家研究后发现,向日葵的花粉怕高温,如果温度高于30℃,就会被灼伤。因此花盘固定朝向东方,可以避免正午阳光的直射,从而减少伤害。花盘在早晨接受阳光的照射,有助于烘干夜晚时凝聚的露水,减少受霉菌侵袭的可能。并且,在低温的早晨,阳光的照射会使向日葵的花盘成为"温暖的小窝",能够吸引昆虫停留并且帮助它传粉。所以,随日转动或者朝向东方,都是向日葵适应自然环境,寻求自我繁衍的生存策略。

除了向日性,为了产生更多的后代(种子),向日葵还发挥了自己的数学天赋。人们惊奇地发现,向日葵花盘内花朵的排列不是无序的,而是暗藏着数学规律!仔细数一下,向日葵花序中央的管状花和种子从圆心向外,每一圈的数量都是1、2、3、5、8、13、21、34、55、89、144……即后一数字为前面两个数字之和。这样的排列规律,完美契合意大利数学家列昂纳多·斐波那契(约1175—1250年)提出的黄金分割数列,也被称为"斐波那契数列"。如此做法，是种子在同等面积中能容纳数量最多的方式，向日葵可以尽可能地结出更多种子，繁育出更多的后代。天哪！它是不是太聪明了？

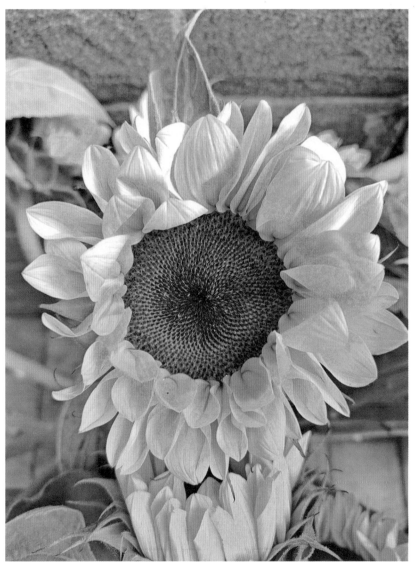

向日葵鲜花

一株沐浴在阳光中的向日葵，向阳生长，将自己对于太阳的热爱收藏在种子里。当人们吃上一颗葵花籽时，它默默地帮助人们舒缓情绪、补充营养，甚至对抗疾病。在"物竞天择，适者生存"的自然界里，每一个物种都尽己所能地谋求生存和繁衍。一生向阳，不惧风雨的向日葵，也是如此。只是谁也没想到，它还有那么高超的数学天赋吧！

思考：你能说出葵花籽的药效吗？

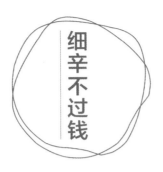

细辛不过钱

我曾在博物馆看到许多古代钱币，不同时期的钱币有着不同的样式，很有意思。现在提到"钱"，我们通常都理解为代指财富、资产或者用来流通和交换物质的媒介。但是，如果中医药人说起一句"细辛不过钱"，你会怎么理解呢？

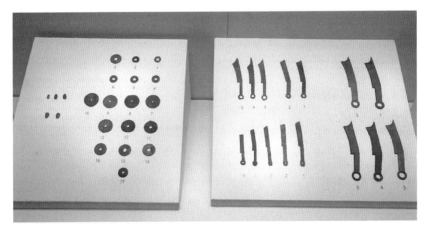

博物馆里的古代钱币

让我们先从细辛的记载说起吧。细辛是一味历史悠久的中药材，最早可以在《神农本草经》中看到关于它的记载："味辛，温。主咳逆……久服明目，利九窍，轻身长年。"细辛被列为无毒、可以多服久服的上品。明代李时珍在《本草纲目》引宋代陈承《本草别说》之说："若单用末，不可过一钱，多则气闷塞不通者死……非本有毒，但不识多寡耳。"

渐渐地，中医药人在应用细辛时，就流传下来一句"细辛不过钱，过钱命相连"的警语。《中国药典》（1963年版）记载的细辛用量为"三分至一钱"，其后的历年药典中，细辛的用量记载皆为"1～3g"。现在，你知道中医药人所说的"细辛不过钱"是什么意思了吧？他们的意思就是说，应用细辛药材时，一定要注意用量，单用细辛药材粉末不能超过"一钱"（这里的"钱"是中国古代的重量单位之一，一钱约为3.72克），否则就会有性命之忧。那么，细辛的用量要求真是这样的吗？

被尊称为医圣的东汉名医张仲景在他的著作《伤寒杂病论》中，以细辛入方共计14次，均以组方的形式出现，除乌梅丸（细辛用量为六两）外，其余均为内服汤剂，用量有一两、二两、三两等。其中，麻黄细辛附子汤、小青龙汤、当归四逆汤、乌梅丸等都是人们耳熟能详且疗效确切的临床常用方。据吴承洛《中国度量衡史》一书中的描述，东汉制一两折合现代的13.92克，可知，张仲景的细辛用量通常在13.92～41.76克，已大大超过"一钱"的用量了。

此外，唐代孙思邈《备急千金要方》中的半夏汤，细辛用量为四两；明代张介宾的《景岳全书》中治胃火牙痛的二辛煎，细辛用量为三钱；清代陈士铎的《石室秘录》中记载了两个治疗头痛的方子，有用到"细辛五钱和一两"。可见，无论如何换算，历代医家应用细辛的剂量少则几克，多则几十克，并非"不过钱"，这又是怎么回事呢？

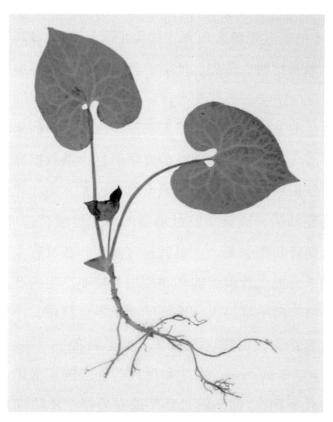

细辛植物的全株压制标本

我们再来认识一下细辛。《中国药典》中记载，细辛为马兜铃科植物北细辛、汉城细辛或华细辛的干燥根和根茎。古人形容它"根细而味极辛"，所以得名细辛。我曾经仔细观察过细辛药材，从外形来看，它是直径 2～4 毫米左右的灰棕色圆柱形须根，断面黄白色，折断一些放到嘴巴里品尝，它的味道确实是"辛辣麻舌"，令人印象深刻。跟细辛外形很相似的一味药材是白薇，但是白薇的断面有一个淡黄色的小木心，口尝有苦味，不会有"辛辣麻舌"的感觉，二者还是很容易区分的。

细辛的药效是解表散寒、祛风止痛、通窍、温肺化饮，常用于风寒感冒、头痛、牙痛、鼻塞流涕、风湿痹痛、寒痰停饮、气逆喘咳等风寒表证。古人明确记载，细辛的药用部位是根及根茎，因此千万不能把细辛植物的地上部分叶片等混入药材中。香港浸会大学的赵中振教授经过大量的实验分析后证明：细辛的地上部分，尤其是叶片中含有较多马兜铃酸，而长期或过量摄入马兜铃酸会造成中毒，甚至引起肾功能衰竭。这也就是许多人，在没有全面了解的情况下，把患者误服细辛非药用部位而产生的严重不良反应，归为因用量过大而造成的严重不良反应，由此形成了误解细辛等中药材具有"毒性"的原因之一。

至于细辛的用量，古代和现代的许多医家都用自己的用药实践证明，"细辛不过钱"应是特指"单味细辛研末吞服"时的剂量，而并非将细辛配伍在方剂中煎煮时的用量。现代研究还表明，细辛中含有的主要毒性成分是挥发油——黄樟醚，但经过煎煮 30 分钟后，黄樟醚的含量会极大地降低。所以，在应用细辛时，需要特别注意它的用药方式和剂量，不必畏之如虎。

在数千年的时光中，中医药人在应用药材的实践里，积累了许多宝贵的经验，这些代代相传的经验需要我们仔细辨别，认真遵守，亲身体会，如此才能更加安全地应用中医药知识，为人类的健康服务。

思考：你能描述一下细辛的外形与味道吗？

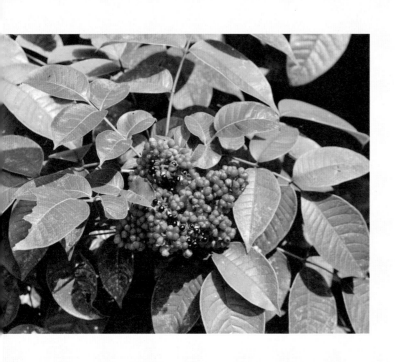

第五章　生活与本草

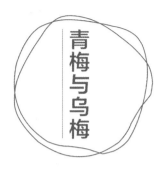

青梅与乌梅

初夏时节，连续的雨天让身在山区的我感觉自己像是在江南。听说，江南夏季多雨，且雨季与梅子的果期重叠，所以人们也把那段时间叫作"黄梅雨"或者"梅雨季"。阴雨连绵，灰暗潮湿的天地间，如果摘一些梅子，浸制成酒饮用，那就足以安慰雨天的不开心了。

北宋词人贺铸（1052—1125年）在晚年退隐苏州时，曾经写过一首《青玉案·凌波不过横塘路》："凌波不过横塘路，但目送、芳尘去。锦瑟华年谁与度？月桥花院，琐窗朱户，只有春知处。飞云冉冉蘅皋暮，彩笔新题断肠句。试问闲情都几许？一川烟草，满城风絮，梅子黄时雨。"人们十分欣赏这首词的语句优美，立意新奇。尤其是最后一句，用博喻的修辞手法，将无形的情感变成有形的场景，将无可捉摸的闲愁化为有形有质的风雨，显示出作者高超的艺术表现力，引发人们无尽的想象。所以，大家就把贺铸称为"贺梅子"。

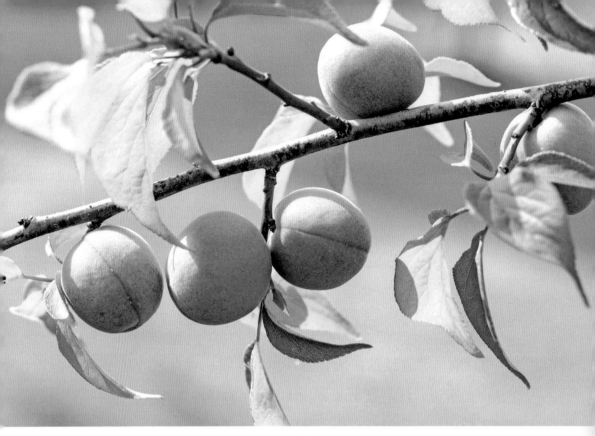

青梅

　　其实，中国古人对梅子的欣赏，最早可以追溯到殷商时期。据《尚书》第二十三章《商书·说命下》记载，殷高宗武丁在任命出身奴隶的傅说（yuè）为宰相时曾说："若作和羹，尔惟盐梅。"意思是，如果要制作美味佳肴，必需用盐和梅来调味。隐含的意思是，要治理好国家，必须有能人贤才相助。后来，傅说辅佐武丁安邦治国，缔造了历史上有名的"武丁中兴"时期，他还留下"非知之艰，行之惟艰"的名句，来说明实践的重要性，被后人们敬仰。

　　在宋代，梅子发展出了许多吃法。比如，陆游说："糠火就林煨苦笋，蜜罂沉井渍青梅。"就是将梅子放在篮子里，再吊了绳浸到井水中，让清甜的井水将青梅浸凉后再吃。范成大说："郭里人家拜扫回，新开醴酒荐青梅。"就是说用新制好的米酒，搭配着青梅吃。后来，明代的罗贯中在《三国演义》里，也写了一段曹操宴请刘备的情形，"盘置青梅，一樽煮酒。二人对坐，开怀畅饮。"当曹操说出"天下英雄，唯使君与操耳"时，刘备大吃一惊，筷子都掉到了地上。碰巧此时雷雨大作，刘备假装怕雷，以胆小来掩饰自己的失态，才使曹操打消疑虑，放他离开。于是，"青梅煮酒论英雄"的故事流传开来。

故事里的曹操并没有用青梅来煮酒，而很可能是像宋代流行的那样，用盐渍或蜜制的梅子作为下酒之物，另外又温热着黄酒饮用。所以"青梅煮酒"并不是将青梅与酒共煮！当然，想要制作"青梅酒"也很简单。将青梅洗净，去除表面的毛茸，在阴凉通风处晾干，装入干燥的玻璃罐中，一层青梅一层冰糖地叠满，再倒入度数稍高的清香型白酒，将青梅全部浸入，盖上盖子密封，在阴凉干燥处静置三个月以上，就可以品尝到青梅酒了！放置一年以上的青梅酒，味道会更醇厚。

明代医药学家李时珍在他的《本草纲目》中记载了梅子的药用价值：将青梅用盐水浸泡，白天捞出晒干，晚上再次浸泡，如此反复十几天，梅子的表面就出现一层白色的盐霜，入药叫作"白梅"，可以治疗泻痢烦渴。当梅子成熟后，会从青色变成黄色，将接近成熟且外形完好的梅子，小火加热熏烤成黑色，就变成了另外一种药材——乌梅。乌梅的主要功效是敛肺、涩肠、生津、安蛔。可以用于治疗肺虚久咳、久泻久痢、胆道蛔虫病等。汉代名医张仲景在《伤寒论》中记载了"乌梅丸"，用于驱除蛔虫等，兼有缓肝调中、清上温下的功效。

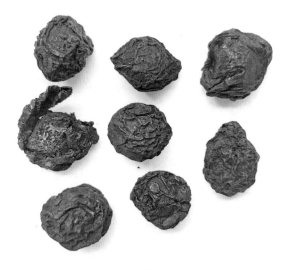

乌梅

青梅、白梅、黄梅、乌梅，在初夏时节的雨季里，一棵梅子用颜色的变化展示着自己的价值。可以观赏，可以食用，还能佐酒入药。《黄帝内经·灵枢·外揣》中说："故远者司外揣内，近者司内揣外，是谓阴阳之极，天地之盖。"元代著名医家朱丹溪在《丹溪心法》中也说："盖有诸内者形诸外。"这逐渐变化的果实，正是在用自身的实际行动，表现出内在的品性修炼。一枚小小的果子，都做得如此真实可见！换成我们人类，恐怕要付出一生的时光吧！

思考：你能说出哪些与梅子有关的药材呢？

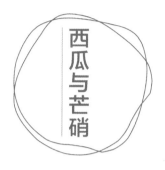

西瓜与芒硝

这么多年来，我吃过最冰爽的西瓜，是在重庆市巫溪县大宁河畔的一个山间民宿里。并不是他们的西瓜品种多么独特，主要是他们的冰镇方式太特别了！当时，暑热难耐，店家就搬来一大袋西瓜说："给大家解解暑！我们这里冰镇西瓜的方法非常简单。瞧！这样就行了。"然后我们看着他把西瓜一个个放进河边的浅水里，觉得十分有趣。于是，大家忍不住一人搬起一个西瓜，往河水里放。不下水不知道，那河水是真冰凉，热气腾腾的夏天里，凉爽从脚下蔓延到全身！于是我们一边放好西瓜，一边玩起水来。难耐的暑热就这样烟消云散，我们玩得不亦乐乎！

晚饭的时候，店家从河水里捞出西瓜，切开来给我们吃，那冰爽的甜味，让每个人都记忆深刻！今天，咱们就来聊一聊西瓜吧！之前我们说起过，古代中国人为了区别外来的植物，通常会在它们的名字前面加上一个"西""番"或"胡"字。那么，大家可以推测出来"西瓜"

的来历了吧？没错，西瓜就是一种经过西域传入中国的外来物种。

据说，西瓜的原产地在非洲的干旱沙漠地带，它原本是葫芦科的野生植物，经过人工培植成为可食用的瓜果。至今，在南非的卡拉哈里沙漠地区，仍分布有野生的西瓜。后来，西瓜从埃及传到小亚细亚地区，沿地中海北岸传到欧洲腹地，又进入北美和南美。另一支则经过波斯向东传入印度，又经过阿富汗，沿丝绸之路传入西域、回纥，之后来到中国。

中国明代的农艺师、天文学家和数学家徐光启（1562—1633年），在他的《农政全书》中记载有："西瓜，种出西域，故之名。"与徐光启同时代的本草学家李时珍（1518—1593年）也在《本草纲目》中记载着，"按胡峤陷虏记言：峤征回纥，得此种归，名曰西瓜。则西瓜自五代时始入中国，今则南北皆有。"李时珍所述的故事，来源于《新五代史·契丹附录》："胡峤入契丹，亡（逃）归中国，道其所见，云入平川始食西瓜。云契丹破回纥得此种，以牛粪覆棚而种，大如中国冬瓜而味甘。"这是西瓜作为词语第一次出现。所以可以猜测，大约是五代十国这段时间，西瓜传入中国，并被广泛栽培。

李时珍还在《本草纲目》中记载了西瓜的药用价值。如西瓜的瓜瓤，就是我们食用的红色部分，性寒，味甘、淡，能消烦止渴、解暑热、疗喉痹、利小便、解酒毒等。将西瓜皮外层的蜡质表皮刨去，剩下的青白色瓜皮，叫西瓜翠衣（也有人说是用最外层的青绿色果皮），晒干后烧灰研末，可以治疗口、舌、唇内生疮。还有人把新鲜的西瓜翠衣，直接用作食材，凉拌或清炒，可以清热解暑。瓜瓤里的黑色西瓜子，也有清肺、润肠、化瘀、排脓等药效。

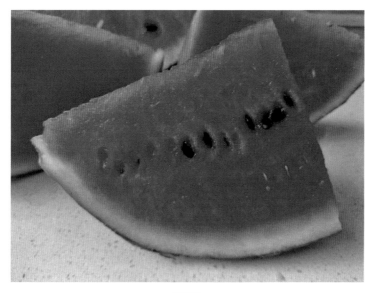

西瓜

　　如此说来，西瓜的药用价值也不少呢！不过，还有一种与西瓜有关的药材，需要西瓜与另外一种药材配合完成，那就是西瓜霜。中医药人挑选新鲜近成熟的西瓜，在瓜蒂处切下一块厚片作为顶盖，先挖去瓜瓤及种子，再将芒硝与瓜瓤层叠放入空的瓜皮内，之后盖上顶盖，用竹签插牢，放入瓦盆内，或用绳子悬挂在阴凉通风处。大约七天之后，西瓜上就会析出白霜，轻轻刷下这层白霜，就是可以药用的西瓜霜了！

其实，西瓜霜是葫芦科植物西瓜的果实与芒硝合作而形成的白色结晶粉末。芒硝是由硫酸盐类矿物经过加工而制成的结晶体，本身就具有泻下通便、润燥软坚、清火消肿的功效。将芒硝与西瓜配合而制成的西瓜霜，就有了清热泻火、消肿止痛的药效，可以用于治疗咽喉肿痛、喉痹、口疮等症。

说到这里，已经刷新你对西瓜的认知了吧？它可不止是一种消暑解渴的水果，还是中医药人手中的一味良药。如今，夏季来临，咱们又能吃到西瓜啦！当然，西瓜虽然好吃但也不能贪吃。李时珍特别提醒人们，西瓜性寒凉，是清热生津的天然白虎汤，吃多了会伤及脾胃，引起腹泻，万事都要注意"度"呀！

思考：西瓜的药用部位都有哪些呢？功效又分别是什么？

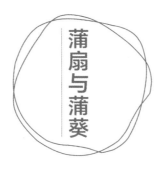

蒲扇与蒲葵

南宋时期的无门慧开法师（1183—1260 年）有很多禅意诗作流传至今，其中有一首相信你一定听过："春有百花秋有月，夏有凉风冬有雪。莫将闲事挂心头，便是人间好时节。"后来有人改动了其中两个字，成为"春有百花秋望月，夏有凉风冬听雪"，感觉更加生动别致。2018 年，著名歌唱家齐豫在央视经典咏流传的舞台上，唱出了这首诗恬淡清新的意境，令人感动。

春天百花盛开，夏日凉风习习，秋天皓月当空，冬日白雪纷飞。如果一个人能静下心来，怀着愉悦的心情，欣赏自然给予的美好，还有什么烦恼挥之不去呢？慧开法师在诗中描写的是四季变化的现象。今天我们要谈的，却是其中一种可以人为制造的美好，你能猜出来是哪种吗？那就是夏天的"凉风"。

暑日的燥热相信许多人都难以忍受，天然的凉风更不能时时都有。那该怎么降温呢？我们的祖先发明了扇子！据说，最早的扇子材质是羽毛和竹子，功能是为了给贵族遮风蔽日，象征他们的身份和威仪。到了三国时期，著名的诸葛亮羽扇纶（guān）巾的形象，就可以想象出人们对扇子的喜爱了。唐宋时期，以竹木为骨架，丝绢作扇面的纨（wán）扇（也称团扇）开始广泛流行，深得闺阁女子喜爱。

除了展示贵族威仪的大型扇面和文人雅士喜爱的轻盈纨扇，还有一种更适合普通人使用的蒲葵扇也大为流行。《晋书》中记载，东晋名相谢安颇有盛名，许多人都很爱慕他。有一次，他的一位同乡前去拜访，他问同乡："有回去的路费吗？"同乡回答说："有蒲葵扇五万。"谢安便取其扇执于

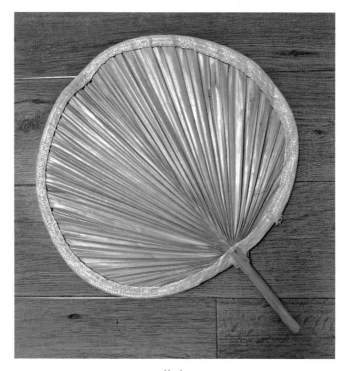

蒲扇

手中。很快，人们都知晓了谢安喜爱蒲葵扇的消息。城里民众竞相购买，扇价激增数倍，此人的返乡路费便充裕起来。从这个故事中可知蒲葵扇的历史悠久，使用者众，在晋代就已成批生产。

蒲葵扇的特点是材料廉价、式样朴素，既可以扇风，又可以垫坐或遮日挡雨。直至现代，仍然使用者众多。蒲葵扇的制作材料，是盛产于我国南方地区的植物蒲葵的叶子。陈耀卿所著《中华扇史与扇文化》中讲到，蒲葵扇主产于广东、福建等地，生产工艺并不复杂。将绿色的葵叶连柄摘下，晒干后用水洗、火烘使之变得洁白，再压平，剪成圆扇形，用竹篾劈的细丝（蔑丝）镶边，扎紧就成了。广东新会还有在蒲葵扇面上绘制漆画或者烙画的，非常特别。

"摆臂清风至，迎来暑气消。文人娱纸绢，壮士爱芭蕉。"由于人们不太清楚芭蕉和蒲葵叶形的区别，所以蒲葵扇也被称为芭蕉扇。确实，二者的产地都在南方地区，只是蒲葵的叶脉呈放射状向周围散开，而芭蕉的叶脉是横向的平行排列，并不相同。后来人们也制出真正的"芭蕉扇"，它与"蒲葵扇"形态迥异。

那么，植物蒲葵除了用叶片做扇子，还有没有别的价值呢？当然有，中医药人发现，蒲葵的叶柄有止血的功效，于新瓦上煅灰冲服，或炒香煎水饮，可以治疗血崩。秋冬季节，在蒲葵果实成熟时，采收它的种子（葵树子）晒干后，

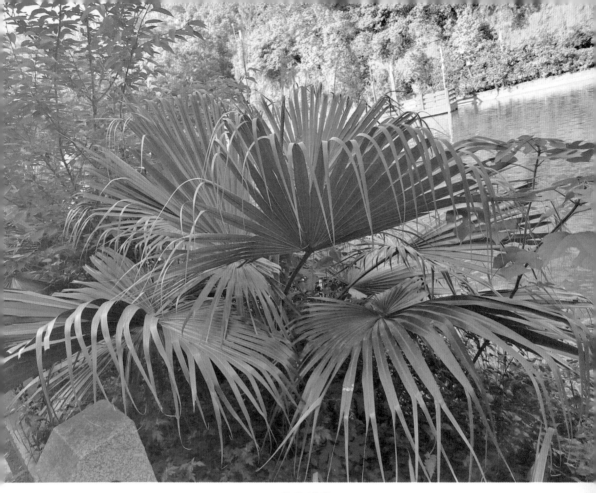

蒲葵植物

与其他药材配伍使用，有活血化瘀、软坚散结的功效。采挖蒲葵的根，洗净晒干后，可以用于止痛、平喘，或制成浸膏片、注射剂，治疗各种疼痛症。

据说，明代曾有位文人写了一篇《持风使者传》，详细讲述了扇子的历史、功用、种类和特性，表达出人们对于扇子的关注。汉代班婕妤有《团扇诗》云："新裂齐纨素，皎洁如霜雪。裁为合欢扇，团团似明月。出入君怀袖，动摇微风发。常恐秋节至，凉飙夺炎热。弃捐箧笥中，恩情中道绝。"她说，夏日的摇扇，因为带来清风而被人随身携带。到了秋天，扇子却被弃置一旁，恩情断绝。女子之心，感慨若此。而作为一株制扇的植物，蒲葵却并不介意"秋扇见捐"，除了叶片，它还奉献出自己的果实，甚至立足之根，将自身所有之物都赠予人类，帮助人们扇去暑热，祛除疾病。

我们每个人都如此的平凡。到底该像女子喻扇那样自怜自哀，还是像蒲葵奉献那样毫无保留？我觉得，恐怕像蒲葵那样，助人为乐，渡人渡己才更开心愉悦吧！如果不是蒲葵有那么多的应用价值，人们又怎会将它遍植各地，帮助它繁衍传播呢？

思考：你能说出蒲葵的药用部位与药效吗？

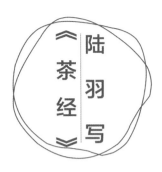

陆羽写《茶经》

中国人对茶的喜爱，是从古到今，深深刻在骨子里的。

传说，当初"神农尝百草，日而遇七十二毒，得茶而解之"，所以茶最早是被作为解毒药物应用的。唐代，由政府组织，苏敬等人联合编撰，被誉为世界上第一部药典的《新修本草》（撰于 659 年）中，就明确记载了茶的药用价值。后来，陆羽（约 733—约 804 年）用了十余年时间，风餐露宿，实地考察和翔实记录唐代各地的茶事，耗费五年时间整理出《茶经》初稿，又详细增补修订了五年，著成世界上第一部茶学专著《茶经》，在当时就竞相传抄。卖茶人甚至将陆羽塑成陶像置于灶上，奉为茶神。之后，陆羽周游各地，推广茶艺，饮茶品茗之风日益兴盛，茶艺就成为中国文化的重要组成部分。《新唐书·陆羽传》中说，《茶经》之后"天下益知饮茶矣"，后人也因此将陆羽称为"茶圣"。

《茶经》共三卷十篇。"一之源"考证茶的起源及性状；"二之具"记载采茶制茶的用具；"三之造"记述茶叶种类和采制方法；"四之器"记载煮茶、饮茶的器皿；"五之煮"记载烹茶法及水质品级；"六之饮"记载饮茶风俗和品茶法；"七之事"汇辑有关茶叶的掌故及药效；"八之出"列举茶叶产地及所产茶叶的优劣；"九之略"指茶器的使用可因条件而异，不必拘泥；"十之图"指将采茶、加工、饮茶的全过程绘在绢素上，悬于茶室，使得品茶时可以亲眼领略茶经之始终。

《茶经》反映出当时人民对茶叶的采摘、制作、鉴定、分级，以及烹煮、饮用等都已积累了丰富的经验。不过，在中国，茶叶的产地不同，加工方式各异，种类更是数不胜数。如果按照加工方法分类，大致可以分为六大类，分别是绿茶、红茶、白茶、黄茶、黑茶和乌龙茶，因其发酵程度不同有着不一样的味道。让我念念不忘的铁观音，就是乌龙茶的代表。有当地人解释说，此茶树的叶片，在太阳下闪烁着"铁色"光泽，且经过发酵后，茶色"乌润结实，沉重似铁，味香形美，犹如观音"，故名铁观音。

乌龙茶是指经过采摘、萎凋、摇青、炒青、揉捻、烘焙等多个工序，制出的半发酵类茶。品尝后齿颊留香、回味甘鲜、令人难忘。著名的西湖龙井属于未经发酵的绿茶，红茶则是指经过完全发酵的茶叶。一般来说，绿茶性寒凉，体虚畏寒之人不宜饮用。红茶口感柔顺，比较适合脾胃虚寒之人饮用。而乌龙茶性平和，可以去除食物带来的油腻感，还能降低血脂，很受现代人的欢迎。

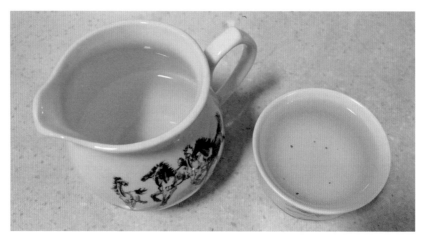

铁观音茶汤

当然，中医药人也爱饮茶，并且巧妙地将茶的效用与中药材的药效结合起来，共同发挥解除病痛的作用。比如常用于治疗风邪头痛的川芎茶调散，就是将川芎、荆芥、白芷、防风、细辛等八种药材共同研为细末，每次服用少许，嘱咐患者饮清茶调下。中医药人在应用多种具有升散效果的药材时，兼用苦凉轻清的茶，使升中有降，能更好地发挥药材疏风止痛、清利头目的效果。

思考：你能说出不同茶的不同药效吗？

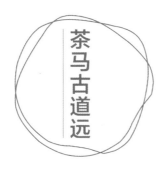

茶马古道远

　　除了绿茶、红茶、白茶、黄茶、黑茶和乌龙茶，还有一种发源于云南地区的普洱茶。由于古代加工和运输方法的特殊性，逐渐衍生出生茶和熟茶两种类型，却不能被六大茶类一概而论。那么，普洱茶究竟有什么特殊之处呢？

　　据文献记载，早在三国时期就已出现普洱茶。唐代时普洱名为"步日"，主产于今天的西双版纳一带。元代时称之为"普茶"，明代万历年间定名为"普洱茶"，极盛于清代。随着历史的发展，普洱茶逐渐由"散收，无采造法"发展为晒青茶，进而以晒青茶为原料，加工成便于储存和运输的各种紧压茶。明清以来，为了便于长途运输，散茶逐渐被紧压茶取代。明代的《滇略》中就已记载有紧压茶，称"士庶所用，皆普茶也，蒸而成团"。

　　那么，普洱茶为什么会出现生熟之分呢？

　　想回答这个问题，就要介绍一条中国西南部的高原贸易之路。由于这条路上交易的物资多为马匹和茶叶，所以也被称为"茶马古道"。茶马古道是我国历史上可以与西北大漠里的"丝绸之路"并称的古老商贸之路。茶马古道最早可以追溯到两千多年前的汉代，唐宋时期初步形成，是联通西南与中原地区的汉藏商贸之路。这条路连接我国的横断山脉与喜马拉雅山脉，被西方人称作"Asian Corridor In Heaven"——亚洲的天堂走廊。

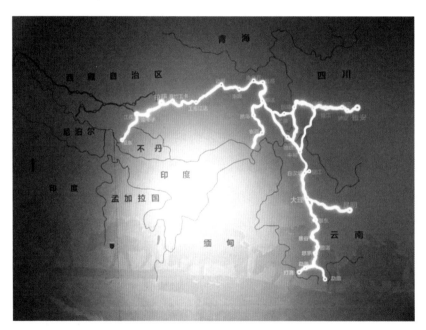

茶马古道路线图（摄于四川省博物院）

茶马古道，主要兴起于汉藏之间的茶马互市，它以背夫、马帮和牦牛驼队为运输载体。历史上的茶马古道是一个庞大的交通网络，是以川藏茶马古道、滇藏茶马古道和青藏茶马古道三条大道为主线，辅以众多的支线、附线构成的道路系统。古道地跨川、滇、青、藏四区，外延可达南亚、西亚、中亚和东南亚。

唐代，随着陆羽《茶经》的传播，民众饮茶之风日益盛行。传说，随着唐代文成公主入藏，饮茶之风开始传播到西南藏族地区。由于高原特殊的地理气候条件和藏民游牧习性的影响，最初从中原传入的茶主要在藏族寺庙中应用。后来人们发现，将长时间搅拌牛奶后产生的油脂，与用水熬成的茶汤混合在一起，再加入一些核桃、糌粑等配料，用力舂捣数十下，至油茶与配料完全交融后，再将酥油茶水倒入锅里，能够加热成喷香可口的酥油茶。酥油茶不仅味道可口，还具有更加充足的营养成分，可以强身健体，渐渐地成了藏民们每天必需的饮品。

但是，藏区不产茶叶，只能从四川和云南甚至中原地区购买。而中原地区由于战争，对优质马匹的需求也非常旺盛。于是，二者的相互需要，就催生了以茶易马的通商之路——茶马古道。

酥油茶中用到的茶更多是来自于云南地区的普洱茶。清人檀萃（1725—1801 年）在其《滇海虞衡志》中说："普茶，名重于天下，此滇之所以为产而资利赖者也……入山作茶者数十万人，茶客收买，运于各处，每盈路，可谓大钱粮矣。"可以想见，当时茶马古道上，运输茶叶的商队络绎不绝的盛况。

不过，没有亲身到过西南地区的人们，也许根本无法想象高原山路的险峻难行。2012 年，中国中央电视台播放

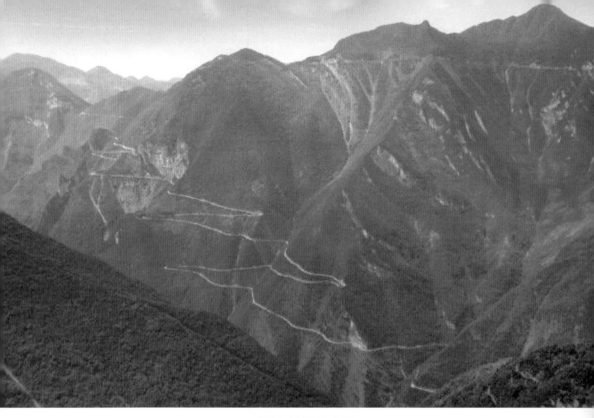

西南地区的山路

过一部纪录片《茶马古道》，摄制组真实地记录了茶马古道上的商队们风餐露宿，不畏艰险的历程。他们要翻过数座4000～5000米的高山雪地，还要越过沼泽，甚至还得溜铁索才能横跨怒江。有些地方，一面是深不见底的滔滔江水，一面是陡峭的悬崖绝壁，小小一条路，仅能容下一人一马通过。所以有人曾说，茶马古道是只有老鼠和飞鸟才能通过的路。

因此，茶与马互市的数千年，每一次往来，都是十分艰险的历程。在古代，由于普洱茶的产地云南，地处云贵高原，峰峦叠嶂，道路艰险，茶叶运输全靠人背马驮。从产区运到西藏和东南亚等地出售，常常需要历时数月甚至一年以上。而在此期间，产区新鲜蒸压成型的普洱生茶，也跟着商队一起，经历了长时间的陈化。逐渐地，从无意到有意，这些经过陈化的普洱茶，茶叶品质更为人们接受和喜爱，被称为普洱熟茶。到了现代，由于交通更加便捷，茶叶的陆上运输时间大大缩短，运输过程中的自然陈化时间也随之减少，因此，人们开始通过特定工序以及人为储存的方式，促进普洱茶的陈化，制成普洱茶熟茶。

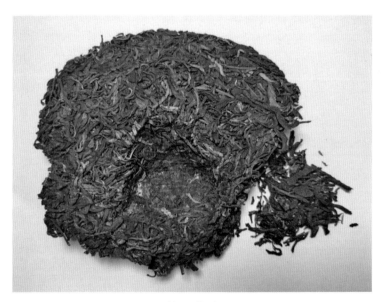

普洱茶叶

所以，正是因为茶马古道的艰险，才促成了普洱茶生茶到熟茶的变化。也因此，使普洱茶成为一种不能被中国六大茶类一概而论的茶品。我曾经喝过几杯十余年的普洱茶熟茶，茶汤纯厚，略呈红褐色，入口顺滑，回味香醇。中医学认为，普洱茶有清热解暑、消食去腻、利水通便、祛风解表、止咳生津等功效。当代人还认为，普洱熟茶还有养胃、护胃、降血脂等作用。

一杯香醇醉人的普洱熟茶，竟是源于茶马古道上的商贸之人，历尽路途艰险，不畏风霜雨雪，用漫长的时间造就的。如今交通便捷，航空、高铁、高速四通八达，天堑变通途，虽然茶马古道已远，但普洱茶的茶香仍然代代流传，绵延不绝。

思考： 你能说出普洱茶的药效有哪些吗？

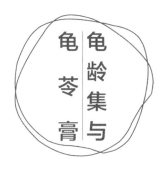

龟龄集与龟苓膏

夏天到了，周末带孩子去超市买日用品，告诉他可以选择一个小礼物，用自己的零花钱购买。结果，他没怎么犹豫就选中了一盒龟苓膏，黑色的，类似于果冻的龟苓膏，还附带一小杯蜂蜜水。从前我给他买过，他觉得吃起来甜甜凉凉的，很不错。

我们回到家里，他一边打开吃，一边问我："妈妈，这个为什么叫作龟苓膏呀？"我一听，这可是个给他介绍中药知识的好机会，于是，就认真地讲起来："这个龟苓膏，其实是一种中药，由龟甲（乌龟背部和腹部的壳）、土茯苓（或茯苓）、金银花等几种药材加工而成，有清热解毒、滋阴凉血的药效，夏天吃刚好，可以缓解身体的燥热。"他一听就兴奋了："妈妈，我知道它为啥叫龟苓膏了！"我说："为啥呀？"他说："因为有乌龟的壳，还有（土）茯苓呗！"我说："是呢！你还真是善于联想。那你知道茯苓是什么吗？"他抢着回答说："我当然知道啦！你以前从北京买回来的茯苓饼，那层白色的片片就是茯苓做成的呀！"

嘿！这小家伙记忆力还真好！我得再给他讲点什么，加深一下印象。于是我继续说："其实，龟苓膏是在八百多年前的南宋时期出现的，当时许多北方人南迁到广东新会崖山（现在的广东江门市）地区。人们初到南方，大多水土不服，上吐下泻。于是医生们就商议，将原来南宋宫廷中一种清热祛湿的养生食疗秘方加以改进，在龟甲、土茯苓、生地黄、蒲公英、金银花等原料中，加入新会崖山特有的'凉粉草'制成膏状药物，这就是初期的龟苓膏了。"

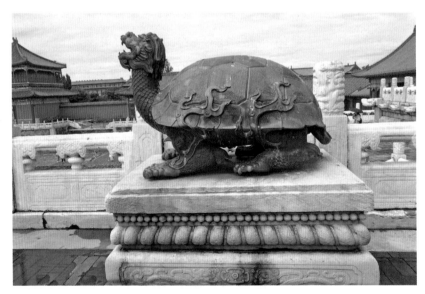

龙龟（摄于故宫太和殿）

小家伙已经差不多要吃完他的龟苓膏了，我便接着讲："除了龟苓膏里面有龟甲，还有一种中药里面也有龟甲，那就是龟龄集。"他好奇地问："也含有龟甲和茯苓吗？"我说："不是的，龟龄集的'龄'是年龄的龄，是希望人们服用龟龄集以后，可以健康长寿。在古代，'龟'是中国'四灵'（龙、凤、龟、麟）之一，象征着长寿。古时候，很多人都喜欢用龟的形象作为石碑、青铜器甚至门柱等的基座，寓意着驱避灾难、地基稳固。故宫博物院里建筑等级最高的太和殿，门口就放着一只铜制的龙龟，是荣誉、地位、富贵、长寿、权威的象征，寄托着皇帝对江山永固，万寿无疆的理想。"

他认真地听我讲完，又问："那龟龄集里都有哪些中药呢？"我回答说："龟龄集最早是由一些炼丹修道的人配制的。他们分别用到了天上飞的，海里游的，地上跑的，山里长的，多种不同来源的药材，如蜻蜓、海马、鹿茸、人参等共计 28 种珍贵药材，对应着中国传统的二十八星宿，再加上独特的炮制技术炼制而成，据说加工过程一共有 99 道工序呢！因为制作工艺十分复杂，要求也非常严格，所以很是珍贵。传说，明代的嘉靖皇帝服用以后，身轻体健，于是亲赐药名'龟龄集'，寓意服用此药可以获得像千年神龟那样的高龄，富贵长寿。后来，龟龄集就成为皇宫里的'御用圣药'。明代后期，它传入山西太谷的民间，成为老药铺'广誉远'的独特产品。"

小家伙有点不相信地问："那人们吃了龟龄集，真的可以健康长寿吗？"我忍不住哈哈大笑："龟龄集主要是可以帮助人们滋补强壮，至于延年益寿，还是需要适度运动，合理饮食，生活有规律才行呀！"最后，我还得说明一点："龟苓膏和龟龄集都有一些药用的效果，并不是每个人都适合服用！尤其是孕妇和儿童，使用中药材必须要咨询专业的中医师呢！"

思考：你能说出龟苓膏和龟龄集的不同之处吗？

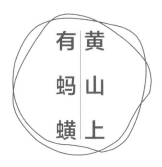

黄山上有蚂蟥

　　我有过一次去黄山采药的经历。出发前，我脑海里浮现的都是身形飘逸的黄山迎客松，变幻多姿的苍茫云海，甚至还幻想着能看到神奇的"佛光"。然而，从合肥市区坐大巴车出发，到达黄山浮溪学习基地时，已经是傍晚了。组织方说大家今天旅途劳累，明日再上山。于是我们匆匆吃了晚饭，各自去休息。我怀着对黄山迎客松、苍茫云海和奇幻佛光的美好憧憬，睡着了。

　　第二天一大早，组织方就安排我们分成小组，跟着带队老师进山辨识药用植物。大家兴奋地跟着带队老师出发，在植物种类繁多的密林里穿行，我们见到了吴茱萸、青榨槭、银鹊树、青冈栎、博落回等多种植物，十分开心。可是没多久，我们几个的腿部和脚踝都感觉到了异样。其中一个同伴最先大叫起来："啊！有蚂蟥！"我赶紧仔细看了一下我的脚踝部位，天哪！果然有一只灰黑色的小蚂蟥，隔着袜子，还在大口地吸血饱腹呢！我们用手揪掉趴在腿上的蚂蟥，赶紧从密林里走出来，跑到一块相对比较空阔的土地上。但是，虽然蚂蟥已经被摘掉，可伤口的出血还是止不住。

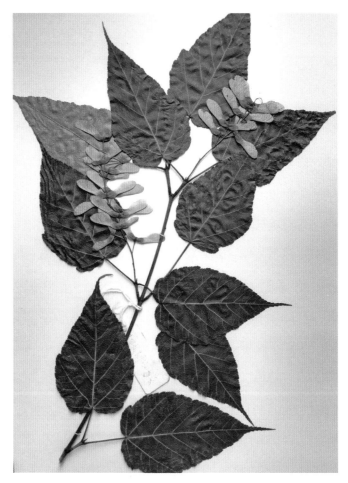

青榨槭（植物压制标本）

我看着脚下黄澄澄的土地，想起来小时候不小心摔了一跤，膝盖上破皮流血，姥姥就随手从地上捏一点儿黄色的泥土粉末，挑去杂质，洒在我的伤口上，很快伤口就不流血了，还结成了痂。于是，我也从地上捏了一点儿黄色的泥土，洒在被蚂蟥咬破的伤口上，果然血很快就止住了。我又把这个方法分享给其他人，大家试了都觉得有效（黄土止血需要用较为纯净的黄色泥土粉末，不建议在大面积出血时使用）。

中午回到借住的山民家里吃午饭时，队友们都在讨论被蚂蟥咬到的事情，还有一个队友边说边从身上抖落下来好几只蚂蟥，眼见得它们肚子鼓鼓的，吸了不少血，队友的裤腿都被伤口流出的血染透了。主人家赶紧去灶房拿了一盒盐过来，舀一大勺盐洒在蚂蟥身上，说："这样蚂蟥就会死掉。"我们觉得很新奇，主人却说："山里蚂蟥太多，我们早都习惯了。"

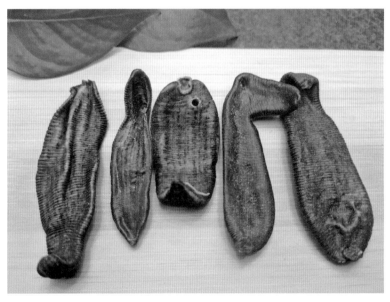

蚂蟥全体

吃罢饭，带队老师给我们讲起了蚂蟥。他说，在我国的大部分地区都有蚂蟥。蚂蟥其实是一种栖息在水、田、沟渠里的药用动物，喜欢吸取人类和动物的血液。中医药人在夏、秋两季捕捉蚂蟥，用沸水烫死，晒干或者低温干燥后，作为药材使用，称为"水蛭"，是中药学用来抗凝血、抗血栓的常用药物。《神农本草经》里记载着水蛭："味咸，平。主逐恶血，瘀血月闭，破血瘕积聚。"当代的《中国药典》里也收载有水蛭药材，来源于水蛭科动物蚂蟥、水蛭或柳叶蚂蟥的干燥全体，有破血通经、逐瘀消癥的功效，常用于治疗血瘀经闭、癥瘕痞块、中风偏瘫、跌仆损伤等症。近代名医张锡纯（1860—1933年）曾称赞水蛭："破瘀血而不伤新血，纯系水之精华生成，于气分丝毫无损，而瘀血默消于无形……"

传说三千多年前，在埃及金字塔墓道上，就刻有人们利用水蛭治疗疾病的壁画。两千多年前，古代印度人利用水蛭，祛除患者瘀血的故事，也被动物学家萨乌叶尔记录。公元前200年的欧洲，希腊医学家尼坎德，也留下了水蛭药用的文字。埃及人还创立了医蛭放血疗法，他们认为医蛭能吮去人体内的病血。19世纪初，法国医生弗朗索瓦·约瑟夫·维克多·布鲁萨斯（1772—1838年）认为所有病症都是局部发炎造成，提倡通过放血达到治疗效果。他的理论发掘了水蛭无痛吸血的潜力，使这种疗法在欧洲成为风尚。人们开始对水蛭过度捕捞，以至于让英国、德国的野生水蛭濒临灭绝，直到1970年才在英国野外重新发现它。

所以，直到现在，活体医用水蛭仍然受到濒危野生动植物种国际贸易公约（CITES）的保护。

1884年，英国科学家海克拉夫特发现菲牛蛭含有抗凝血的物质。1904年，英国科学家雅各比从菲牛蛭中分离出抗凝血的有效成分，并定名为天然水蛭素。1955年，德国科学家马克沃德特将这种物质从医蛭中成功地分离出来，并鉴定出它是一种含有65个氨基酸的多肽。从此，被公认为是世界上最有效和最安全的天然凝血酶抑制剂——水蛭素诞生了！水蛭素的临床疗效确切，有着极强的溶解血栓作用，能够阻止血液凝固。因此，人们将水蛭素与青蒿素、胰岛素并称"世界医药三大素"。

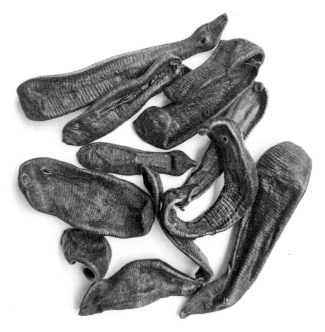

水蛭药材

　　小小的蚂蟥，因为它独有的吸血特性，被东方与西方医学家共同关注，人们从它身上提取出水蛭素，应用于抗凝血和抗血栓，治疗多种病症。当我们无意中被它咬到生出烦恼时，欧洲人却乐于体验水蛭的无痛放血治疗。小蚂蟥在吸血时，根本不会考虑对方是烦恼还是欢喜，只想着先填饱肚子再说！人类以自己的感受为中心，对于蚂蟥寄托了复杂的情感。

　　思考：蚂蟥的药效是什么呢？

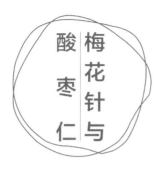

酸枣仁

梅花针与

　　我曾经在一档中医养生节目中，看到一段画面：一位中医大夫手持有弹性的长柄，顶端是圆盘状物，在失眠患者的头皮上轻轻地叩击，不一会儿患者就有了睡意。中医大夫介绍说，他拿的是传统中医的浅表针刺器具，在长柄的顶端圆盘状物上，装有5枚或者7枚短小的银针，排成梅花的形状，所以叫作"梅花针"或者"七星针"。

　　梅花针在传统中医针灸学中属于丛针浅刺疗法，是集合多支短针，浅刺人体特定部位和穴位的一种针刺方法，临床应用十分广泛，对于一些顽固的慢性疾病具有独特的疗效。

　　梅花针多用于叩刺法。叩刺时要灵巧地运用手腕部弹力，使针尖叩击皮肤后，利用反作用力迅速弹起，仅在表皮上急刺速离，有弹性、有节律地连续叩刺，做到平稳，准确和灵活。叩刺速度要均匀，防止快慢不一、用力不匀。如持针不牢，提针慢或针尖带钩，都容易划破皮肤，使患者产生刺痛和畏针。针尖起落要呈垂直方向，即将针垂直地刺下，垂直地提起，如此反复操作，防止针尖斜着刺入和向后拖拉起针，这样会增加患者的疼痛。梅花针疗法，可以局部叩刺，或者辨证循经叩刺，有舒筋活络、通畅气血的疗效，简便灵验，值得进一步推广和研究。

很神奇吧？传统的中医药技术真是宝藏多多！

说起失眠，除了中医的梅花针，中药材里也有一味专治失眠的宝贝，叫作酸枣仁，因为它有安神助眠的作用，也被称为"东方睡果"。

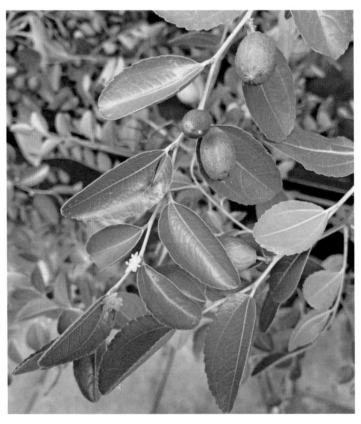

酸枣植物（花和未成熟的果实）

酸枣仁是鼠李科植物酸枣的干燥成熟种子。秋季采收成熟的酸枣果实，将果实浸泡一夜，搓去果肉，捞出，用石碾碾碎果核，取出种子，晒干，就得到中药材酸枣仁了。中医学认为，酸枣仁可以养心补肝、宁心安神、敛汗、生津。常用于虚烦不眠、惊悸多梦、体虚多汗、津伤口渴等症状，炒制的酸枣仁安神效果更佳。据说早在东汉时期，医圣张仲景就已经应用酸枣仁作为主药，来发挥安神助眠的作用。

其实，鼠李科最被人们熟悉的药材是大枣。药用大枣可以补中益气、养血安神。日常大枣的食用方法就更多了，有枣夹核桃、蜜枣、枣片、枣糕等等，这些都是人们常见的美食。所以，大家可以想象一下酸枣的样子吗？没错，它和大枣类似，只是果实很小，叶片也很小，是大枣的果实和叶片的 1/3 ～ 1/2，树枝上有很多刺状托叶，主要生长在中国的华北地区。

药用的酸枣仁，形态就更特别。干燥成熟的酸枣仁种子呈扁圆形或椭圆形，长 5 ～ 9 毫米，宽 5 ～ 7 毫米，厚约 3 毫米，表面紫红色或紫褐色，平滑有光泽。有的一面较平坦，中央有一条隆起线或纵纹，另一面微隆起，边缘略薄，先端有明显的种脐。剥去种皮，可以看到类白色的胚乳黏附在种皮内侧，子叶两片，类圆形或椭圆形，呈黄白色，肥厚油润，气微，味淡。中医药人认为，粒大饱满、外皮紫红色、无核壳的酸枣仁药效更好。

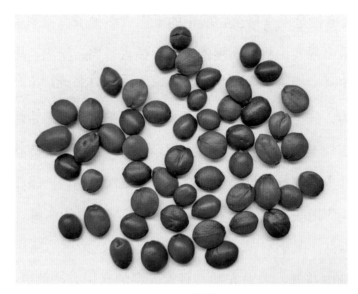

酸枣仁药材

　　了解到中医人手上的梅花针，认识了中药人手里的酸枣仁，下次你失眠睡不着的时候，是不是可以考虑用一下这些简便有效的方法呢？比如，冲一杯百合桂圆酸枣仁茶？

　　思考：你能描述一下酸枣仁药材的形态特征和药效吗？

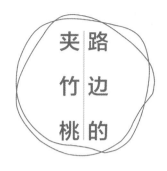

路边的夹竹桃

初夏时节，我们去公园里玩耍。小儿子看到步道两旁，有许多开着粉色小花的植物，就问："妈妈，这是什么'树'呀？"我一看，赶紧说："这种植物叫作夹竹桃，它的根、茎、叶、花都有毒性，可不能随便乱采！"小儿子一听"有毒"好奇心顿起，继续追问道："它有什么毒性呀？人要是吃了会怎样呢？如果不小心中毒了，有没有办法可以解毒呢？"这一连串的问题，使我不得不打起精神来，好呀！那我们今天就来聊一聊夹竹桃吧！

虽然我们现在在路边，经常可以见到栽培的夹竹桃，但是它并不是中国的本土植物。据说，大约 15 世纪时，夹竹桃从伊朗传入中国，因为它的外观美丽别致，所以人们将其作为观赏植物栽种。到了清代，人们认为它"花似桃，叶似竹"而称之为夹竹桃。然而，看起来美丽的夹竹桃却充满危险性，它的乳白色汁液中含有夹竹桃苷等剧毒物质。

当这些毒性物质不小心进入人体后，就会引起一系列中毒反应，轻则恶心呕吐，重则心律失常甚至死亡。所以，观赏的时候要十分小心。

首先，夹竹桃的全株都是不能随意采摘食用的。其次，在一般情况下，用手触摸夹竹桃不会造成中毒。但是倘若折断它的枝叶，或者不小心被它的枝叶刮伤皮肤，就可能使夹竹桃体内的白色汁液，携带着毒性物质进入人体内，引起中毒。因此我们在观赏夹竹桃时，要注意尽量不去触摸，尤其是活泼好动的儿童。

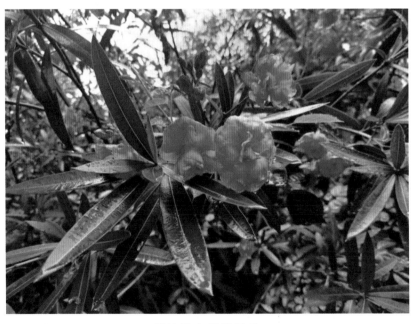

栽培的夹竹桃植物

在一本书里，曾提到这么一个故事：1809 年，法国军队在西班牙马德里附近作战，一些士兵发动了对平民的掠夺，抢来了一些物品和粮食。其中一名士兵冒出了一个奇特的想法，他把西班牙常见的夹竹桃树枝削尖后串着肉烧烤，这致使当时吃烧烤的 12 名士兵都出现了中毒反应，其中有 7 人死亡，5 人病危。听起来很可怕吧？后来，有毒理学研究者按照故事的描述进行实验后，认为用夹竹桃树枝串起的食物，所含的毒素远低于人体的承受极限，理论上并不会引起死亡。这些士兵的中毒，可能还有燃烧夹竹桃产生的有毒烟雾协同作用的影响，或许他们是被毒雾呛死的概率更大。

那么，你一定要问了，这么剧毒的植物，为什么还要种在公园里和道路旁呢？原来，夹竹桃在城市里是作为"环保卫士"出现的。它的适应性强，除了不耐寒之外，可以耐干旱、耐盐碱，还能抗烟雾、抗灰尘、抗油污等。它的叶片表面覆盖有较厚的蜡质层，即使全身落满灰尘，仍能旺盛生长。除此之外，它还能吸收有毒气体，抵抗酸雨，净化空气，或改善土壤的重金属污染，保护环境。除此之外，夹竹桃的树皮还可以用于杀灭害虫，可是名副其实的天然"强力杀虫剂"，人们用夹竹桃树皮的提取物杀虫和灭钉螺，甚至不使用夹竹桃的水浸液，只是将夹竹桃种植在指定区域，就能杀灭和抑制钉螺的存活，这着实是一种安全有效的生物杀虫法。

夹竹桃体内含量最多的毒性物质——夹竹桃苷，其实也是一把"双刃剑"。除了毒性，它还有着显著的强心作用。中医药人认为，夹竹桃有强心利尿、祛痰定喘、镇痛、祛瘀等作用，可以用于治疗心力衰竭、癫痫、跌打损伤等。将夹竹桃与其他中药搭配使用，还可以治疗许多疾病。搭配桂枝等使用，可以活血化瘀、通经止痛，搭配麻黄等使用，能止咳消肿等。但是因为夹竹桃有大毒，所以煎药服用时要十分注意用量。现在，人们将夹竹桃按照严格的剂量制成胶囊或药片，用于治疗各种心脏病导致的心力衰竭，且在用药后 12～72 小时就发挥效果。当然，夹竹桃不能长时间服用，夹竹桃的毒性会造成流产，所以孕妇更不宜服用。

如果真的误食或食用过量的夹竹桃而出现中毒症状，初期的表现是头痛、恶心、腹泻等，在 24 小时内越快救治越好。否则当毒性蔓延至神经、肝脏等部位，出现流口水、四肢麻木、嗜睡、腹部疼痛等症状，就会对人体造成极大的伤害，甚至产生不可逆转的影响。所以，发现中毒后，应立即将患者送到医院洗胃或者导泻，使毒素尽快排出患者体外，及时止损。

讲完了夹竹桃，小儿子若有所思地点点头，说："原来夹竹桃虽然有毒，但是也有保护环境的作用呢！怪不得人们把它们种在路边。妈妈，我们能不能建议公园给它做个标记，写上'禁止触摸'，这样大家就不敢轻易采摘，既能保护自己，也能保护环境呢！"我开心地鼓励他："对！咱们去找公园的管理员建议一下吧！"

思考：你能说出夹竹桃的毒性与药效吗？

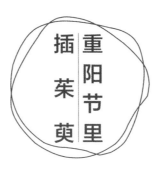

重阳节里
插茱萸

　　每年中国农历的九月初九是中华民族的传统节日——重阳节。古老的《易经》中，把"九"定为阳数的最高等级。九月九日，两九相重，所以称为"重阳"。同时，又因为日与月都逢九，也称"重九"。中国人认为九九重阳是吉祥的日子，所以就在重阳节这天登高祈福、秋游赏菊、祭神祭祖、饮宴求寿等。现在，登高赏秋与感恩敬老已成为重阳节活动的两大主题。

　　秋游饮宴，当然少不了美食美酒。在古代，菊花酒被看作重阳必饮，祛灾祈福的"吉祥酒"。由于菊花的开放季节正是在秋季，花朵绽放时，灿烂又热烈，因此菊花也被视为生命力的象征。人们秋游赏菊，再饮上一杯菊花酒，更会觉得活色生香。晋代葛洪（283—363年）所著的《抱朴子》书中，就有南阳山中人家因饮用遍生菊花的甘谷水延年益寿的记载。中医药人除了赏菊爱菊，更把菊花作为疏散风热、清肝明目的药材使用。所以菊花酒可谓是药酒，味道有一点点苦，适量饮用可以明目醒脑，并且代表着人们祛灾祈福的吉祥寓意。因此，重阳佳节饮上一杯菊花酒，渐渐成为中国的传统习俗。

除了饮用菊花酒，九九重阳节还流行着插茱萸的习俗。茱萸是一种果实类的中药材，因为出产于吴越地区（今天的江浙一带）的茱萸质量最好，所以也称吴茱萸。中国人认为在重阳节这一天，登山插茱萸可以驱虫除湿、避风驱邪。于是把吴茱萸佩戴在手臂上，或磨碎放在香袋里，或插在头上。吴茱萸大多是妇女、儿童佩戴，有些地方男子也佩戴。唐代诗人王维有一首流传很广的诗《九月九日忆山东兄弟》："独在异乡为异客，每逢佳节倍思亲。遥知兄弟登高处，遍插茱萸少一人。"可见插茱萸在唐代就已经很普遍。

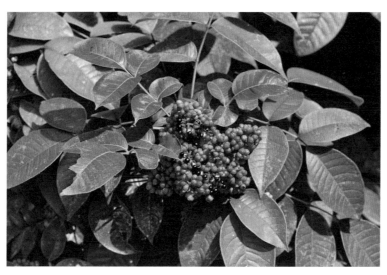

吴茱萸（未成熟果实作为药材）

除了吴茱萸，还有一种中药材叫作"山茱萸"。吴茱萸来源于芸香科植物吴茱萸等植物的干燥近成熟果实，有特殊浓烈的香气，外形与花椒相似，略呈五角状扁球形，顶部有五角星状的裂隙。吴茱萸药用有散寒止痛、降逆止呕、助阳止泻的功效，但是不宜多用、久服，且孕妇慎用。而

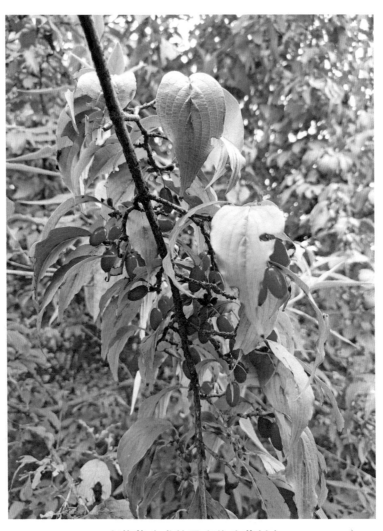

山茱萸（成熟果实作为药材）

山茱萸来源于山茱萸科植物山茱萸的干燥成熟果肉，大小类似于枸杞子，颜色接近于干燥后的大枣皮。所以，山茱萸药材跟大枣的颜色和质感都很像，也被叫作"枣皮"。山茱萸药用有补益肝肾、收涩固脱的效果。因此，吴茱萸和山茱萸，虽然名字听起来很像，但是二者的形态和药效都不相同，不能混用！

中国古人认为，重阳节清气上扬，浊气下沉，地势越高清气越聚集，于是"重阳节登高畅享清气"就成了重要的民俗现象。其实，重阳登高插茱萸的习俗，也是人们用天然药物调整身体健康，使身体适应自然气候的变化，正符合中医理论中"天人合一"的养生之道。仔细想来，生活中的一点一滴，都让我们清楚地看到，中医药与我们的生活是如此密不可分。

思考：你能说出吴茱萸和山茱萸的不同吗？

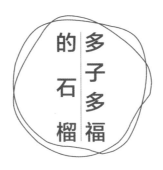

多子多福的石榴

初秋是石榴大量上市的季节。每次我吃到水嫩嫩的石榴，看着被丢弃的石榴皮，就会在心里升起一种浪费资源的罪恶感。其实我很想把那些石榴皮都收捡起来，拿到太阳底下晒干，然后保存好，作为中药材使用。没错，在中医药人眼里，石榴皮也是一味能治病救人的良药。

据西晋张华（232—300 年）的《博物志》记载，石榴最早是由汉武帝时期著名的外交家和探险家张骞，从西域带回中原的。张骞不畏艰险，先后两次出使西域，被匈奴人扣留十余年而初心不改，历经艰险，首次建立了中国同西亚和欧洲地区的通商关系，将中国的丝绸、茶叶、漆器和其他产品，从长安往西，经过"河西走廊"运到安息（今伊朗高原和两河流域），再从安息转运到西亚和欧洲的罗马，从而开拓了流传至今连接东西方的陆上"丝绸之路"。

传说，公元前 119 年，张骞出使西域，来到了安石国。

当时，安石国正逢大旱，赤地千里，庄稼枯萎，御花园中的石榴树也奄奄一息。于是，张骞便把中原兴修水利的经验告诉他们，帮助他们救活了枯萎的庄稼，也救活了那些石榴树，于是石榴花开得特别红艳，果实也结得非常饱满。张骞返程的时候，安石国王送给他许多金银珠宝，他都推辞了，却收下了一些石榴种子，作为纪念品带回了中原。从此，红艳艳的石榴花在此定居繁衍，成为现在常见的观赏和经济植物，所以石榴也被称为"安石榴"。

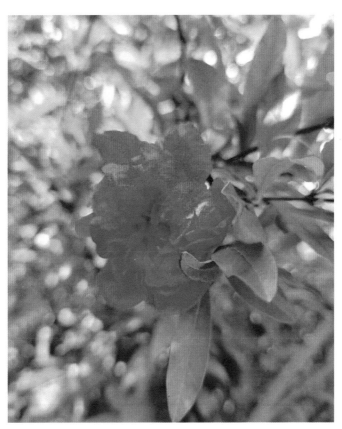

石榴花

在中国，红色是最惹人喜爱的颜色，代表着吉祥、喜庆与欢乐。所以，花开红艳艳的石榴，一来到中原，就受到了人们的喜爱。大家纷纷把石榴树种在自家的院子里，春夏季节欣赏它娇艳火红的花朵，秋天又品尝它饱满多汁的果实。据说在唐代，女子们以身穿红色的长裙为美，并称其为"石榴裙"。有唐代万楚的诗句为证："眉黛夺将萱草色，红裙妒杀石榴花。"甚至一代女皇武则天，也在一首诗《如意娘》里记述着她的石榴裙："看朱成碧思纷纷，憔悴支离为忆君。不信比来长下泪，开箱验取石榴裙。"

除了娇艳的花朵，中国人对石榴的果实也十分喜爱。人们看到石榴的种子数量众多，且籽粒饱满，可以寄托"多子多福"的美好愿望。所以，用石榴来互相祝福子孙繁盛、家族兴旺。到了宋代，人们甚至还用石榴果裂开时内部的

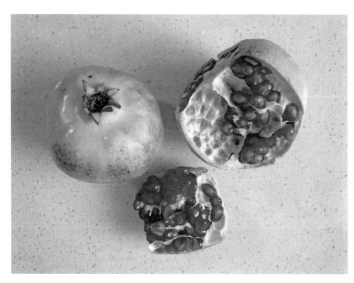

石榴果实

种子数量占卜预知科举考试的上榜人数，因此"榴实登科"一词也流传开来，寓意着金榜题名。

当然，对于爱吃水果的人来说，石榴籽的食用价值才是最重要的。研究表明，石榴籽含有丰富的微生物、矿物质和水分，经常食用可以补充皮肤水分，有一定美容养颜的作用。而且，石榴皮除了作为涩肠止泻的中药材使用，还有止血和驱虫的作用。确实，对于中医药人来说，世间万物都有其独特的药性，应用得当，使之造福于人，才会发挥它的最大价值。

思考：石榴的药用部位与药效是什么呢？

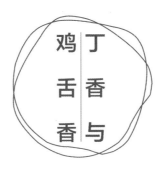

丁香与鸡舌香

在寒冷的冬天，煮上一锅热气腾腾的火锅，烫几片牛羊肉，再搭配一些蔬菜，吃得全身热乎乎，真是太满足了！通常，我们在吃完火锅后，会嚼几粒口香糖祛除口腔中的油腻和辛辣，不知发明火锅的古人，是否也有这样的习惯呢？

传说，汉桓帝年间，有个叫刁存的老臣有严重的口臭。每当他向皇帝奏事时，皇帝都皱着眉头，难以忍受。终于有一天，皇帝忍无可忍，赐了一样东西给他，命他含到嘴里。刁存不知是何物，惶恐中只能遵命。他口含此物后，觉得味道辛辣刺鼻，误以为是皇帝赐死的毒药，不敢下咽。退朝后，刁存赶紧回家与家人诀别，此时恰好有同僚前来拜访，听闻此事，感到十分惊奇，便让他把"毒药"吐出来。待刁存吐出后，他顿时闻到一股浓郁芳香，而口臭已浑然不觉。原来"毒药"其实是皇帝赐给他用以清新口气的名贵药材"鸡舌香"。此后，百官在皇帝面前奏事或回答

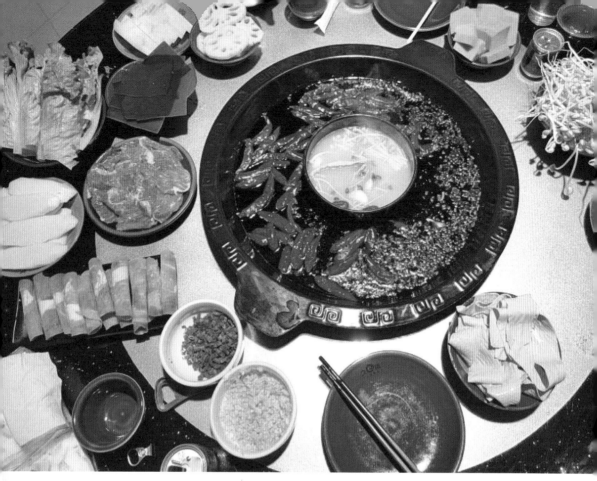

川渝地区的火锅

问题时，嘴里都含嚼鸡舌香以清新口气，避免给皇帝留下不好的印象。

北宋科学家沈括（1031—1095 年）在《梦溪笔谈》中记载："所以三省故事，郎官口含鸡舌香，欲奏其事对答其气芬芳。此正谓丁香治口气，至今方书为然。"由此可见，含嚼鸡舌香防治口臭这一方法历史悠久，类似于我们现在嚼口香糖用以去除口腔异味。那么，这种古人的"口香糖"——鸡舌香究竟是什么呢？

明代李时珍在《本草纲目》中丁香一药的"释名"项

下，引唐代陈藏器的记载："鸡舌香与丁香同种，花实丛生，其中心最大者为鸡舌（击破有顺理而解为两向，如鸡舌，故名），乃是母丁香也。"由此可知，鸡舌香就是母丁香。那么，与母丁香同种的丁香又是什么呢？

唐代李商隐曾在诗中提到过丁香："楼上黄昏欲望休，玉梯横绝月如钩。芭蕉不展丁香结，同向春风各自愁。"其中的"丁香结"被认为是植物丁香的花蕾。现代诗人戴望舒在 1927 年夏天，曾创作出一首抒情诗《雨巷》，描绘了一个如梦似幻"丁香一样结着愁怨的姑娘"，寄托着自己希望与失望、追求与幻灭的双重情感。所以，似乎丁香是一种代表着忧愁和思念的植物。

那丁香究竟长什么样呢？

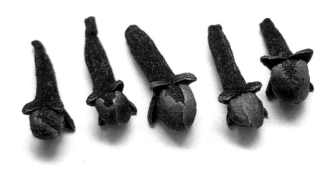

丁香药材

经过植物学家仔细观察与辨认，人们口中的"丁香"其实是两种不同的植物。一种是作为观赏植物的木犀科丁香属植物，花开的颜色为白色、粉色或紫色，管状花冠，顶端有 4 个裂片，这大约就是诗人笔下的"丁香"。而中医药人记述的丁香，则是原产于热带地区的桃金娘科植物丁香，其未开放的花蕾外形略呈研棒状，当颜色由绿转红时即可采收，干燥后入药，称为丁香或公丁香；其近成熟的果实，呈卵圆形或长椭圆形，干燥后入药，称为母丁香，这应该就是古人口含的鸡舌香。二者的药用功效类似，都可以温中降逆、补肾助阳。常用于治疗脾胃虚寒、呃逆呕吐、食少吐泻、心腹冷痛、肾虚阳痿等症。将丁香与柿蒂等药材配伍，制成丁香柿蒂汤，还可以温中降逆、益气和胃。

与母丁香相比，丁香含有更多的挥发油成分，香气也更浓烈。所以，它还是一味常用烹调香料，尤其用于各种卤料中。当我们选购卤料时，可以留意看看，是否有长柄圆头近似研棒状的丁香呢？

如今想来，古代的官员们，一边勤勉恭敬地上朝议事，一边还小心地含嚼着丁香，避免尴尬，真是一道有趣的风景。而"口衔丁香"一词，也在后世渐渐演变为"在朝为官"的意思。当然，除了丁香（鸡舌香），古人还把薄荷、槟榔乃至茶叶、胡椒等，当作口香糖使用。他们对精致生活的追求，真是超出我们现代人的想象！

思考：你能说出丁香与母丁香的区别吗？

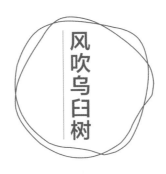

风吹乌臼树

　　在侯明注释《余冠英推荐古代民歌》一书中，有一首被誉为南朝乐府民歌代表作的《西洲曲》，它是我最喜欢的古代民歌之一。其中几句想必大家也非常熟悉，因为它们曾出现在朱自清所写的《荷塘月色》一文中："采莲南塘秋，莲花过人头。低头弄莲子，莲子清如水。"不过，对我这个"植物迷"而言，这首民歌里最有趣的还不是"折梅""采莲"等场景，而是那句"日暮伯劳飞，风吹乌臼树。"

　　初读时，我特别好奇，乌臼树到底是什么样的呢？

　　于是，我查阅各种图文资料。原来，乌臼树的现代名叫作"乌桕"，是一种大戟科的落叶乔木，古人也称它为"乌臼木"，它的叶片形状近似菱形，很容易辨认。并且，秋冬季节，经霜之后的乌桕叶会从绿色变成红色，是一种可以观赏红叶的植物。那位被称为"梅妻鹤子"的北宋隐逸诗人林逋曾作诗云："巾子峰头乌臼树，微霜未落已先红。凭阑高看复低看，半在石池波影中。"可知，人们对乌桕红叶的欣

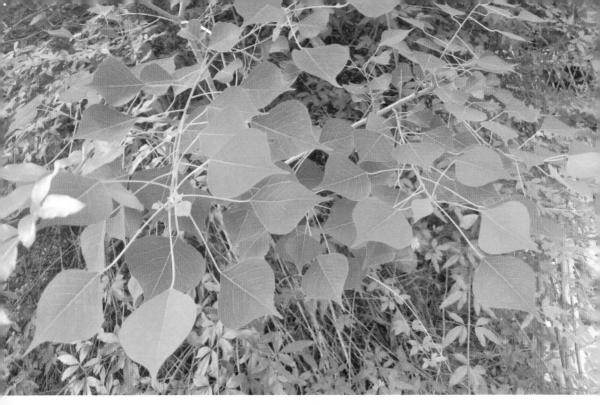

乌桕的叶片

赏由来已久。

千百年来，除了观赏，人们还发现了乌桕树的其他价值。清代周锡曾经写诗描述乌桕："山村富乌桕，枝丫蔽田野。榨油燃灯光，灿若火珠泻。上烛公卿座，下照耕织者。"其实，早在明代，由宋应星编著的中国古代综合性科学技术著作《天工开物》中，就记载着古人从乌桕的种子中提取出皮桕油（也叫水油）的方法。用这种油燃灯，只要一根灯芯就可以燃烧一整夜。人们用竹签裹上一层薄薄的棉花，伸进煮得滚开的桕油里，然后缓缓取出来，常温下的桕油很快就在竹签上凝固成一层白蜡，如此反复数次，就能成功制作一支蜡烛。如果在油里再加上不同颜色的染料，还能够制作出带有颜色的彩色蜡烛。

除了可以用来提取油料，乌桕树也可作为木材，它坚硬细密，不翘不裂，纹理美观，可作家具、雕刻等的原材料。而乌桕树的叶子也能作为黑色染料，用于染色。瞧！一棵乌桕树，竟有如此丰富多样的用途。那么，中医药人又在乌桕树身上发现了什么妙用呢？

早在唐代的《新修本草》中就记载有"乌臼木"，明代的李时珍也在《本草纲目》中记载了它的药用价值。现代的《全国中草药汇编》收录有"乌桕"，说它以根皮、树皮、叶入药，有小毒。其根皮和树皮四季可采，切片晒干后即可入药，能杀虫、解毒、利尿、通便。外用鲜叶等适量捣烂敷患处，或煎水洗，能治疗疮、湿疹、皮炎、跌打损伤等。但是它会引起剧烈呕吐等不良反应，溃疡病的患者忌服。

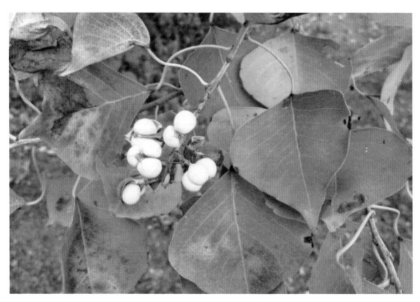

乌桕的果实

在一个秋末冬初的日子里，我又看到了几棵乌桕树，它们绿色的菱形叶片正在凛冽的寒风中，变化着颜色。而它们圆圆的果实也渐渐从绿色变成黑色，并在成熟时开裂成三瓣，露出里面三个白色蜡质的假种皮，包裹着黑色扁球形的种子。这样一种被欣赏赞美和开发利用了千余年的树木，无论世事如何变迁，它都在那里，不急不慢地完成生存与繁衍的生命历程。

我们在生活中，常因太多的追求与不满足，而忘记了放慢脚步，忘记了要从容地享受时光。从一棵乌桕树数千年的历程来反观我们的生活，这样一株植物的平静与淡然，也着实令身处快节奏生活中的我们心生羡慕！

思考：你能描述出乌桕树的形态特点和药用价值吗？

篇尾——金铲银锅

　　2020 年 4 月 3 日，杭州 2022 年第 19 届亚运会吉祥物"江南忆"正式向全球发布。"江南忆"是三个承载着杭州深厚历史文化底蕴，又充满时代生机与活力的机器人，分别取名"琼琼""莲莲""宸宸"。组合名出自唐代白居易的诗作《忆江南·江南忆》："江南忆，最忆是杭州。山寺月中寻桂子，郡亭枕上看潮头。何日更重游？"这组融合了杭州的历史人文、自然生态和创新基因的吉祥物，作为传播奥林匹克精神，传递和平与友谊的使者，向亚洲和世界发出"2022，相聚杭州亚运会"的盛情邀约。

　　杭州是中国著名的风景旅游区和历史文化名城，它地处中国东南沿海、浙江省北部、钱塘江下游，也是世界上里程最长、工程最大的古代运河——京杭大运河的南端。杭州萧山跨湖桥遗址的发掘，证实了早在八千年前，就有人类在此繁衍生息。距今约 5000 年的良渚古城遗址更是被誉为"文明的曙光"，并列入《世界遗产名录》。杭州的古称有"余（禹）杭""钱塘（唐）""临安"等。隋代开皇九年（589 年），杭州之名首次在历史上出现。元代初年，到访过杭州的意大利旅行家马可·波罗（1254—1324 年）称赞杭州为"世界上最美丽华贵的天城"，也印证着中国人从古至今对杭州的赞誉"上有天堂，下有苏杭"。

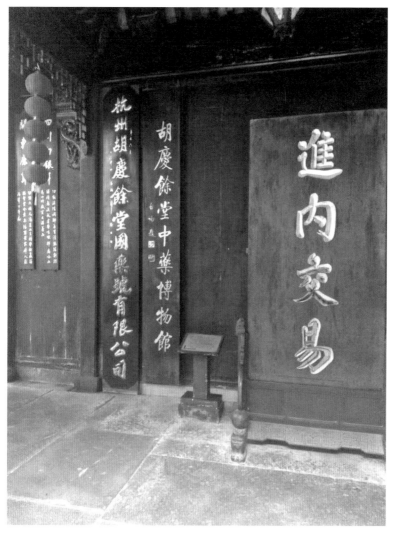

杭州的胡庆余堂

杭州城里的历史人文古迹众多，尤其是被古今无数人咏叹的西湖，其周边分布着大量的自然和人文景观。比如，起源于南宋时期的清河坊历史文化街区，就被推荐为去杭州旅行的十佳目的地之一。街区林立着许多百年老字号商铺，扑面而来是各种好吃的、好看的、好玩的，令人目不暇接。不过，街上有座风格独特的古建筑群，一定会吸引住你的目光。在这座建筑白色的外墙上，写着大大的"胡庆余堂国药号"，它就是清代四大老药铺之一的胡庆余堂，也是商务部认定的首批中华老字号。

胡庆余堂由清末红顶商人（指兼有官员和商人的身份）胡雪岩，创建于公元1874年（清同治十三年），建筑内部是一座胡庆余堂中药博物馆，由中医药展厅、中药手工作坊、养生保健门诊、营业厅、药膳餐厅五大部分组成。在这里，游览者不仅可以见识到各种各样的中药材，了解中医药发展历史，还可以欣赏到传统的中药制药技艺，问诊中医，采购中药。建筑群总占地面积4000余平方米，至今保存完整，整个建筑形制宛如一只仙鹤，栖居于吴山脚下，寓意长寿，是国内保存最好的晚清工商型古建筑群，也是徽派建筑的典范之作。气势恢宏的建筑，错彩镂金的雕刻，古色古香的大厅，以及前店后厂的传统经营格局至今风貌如昔。

如今，胡庆余堂国药号已成为保护、传承、发展和传播我国中医药文化精粹的重要场所，也是中国最具历史风貌、人文特征、和观赏价值的中华老字号，1988年被国务院认定为全国重点文物保护单位。2006年，胡庆余堂中医药文化入选首批国家级非物质文化遗产名录。

走进胡庆余堂，门楣上至今还保留着创始人胡雪岩所立的"是乃仁术"四个大字。这四个字出自《孟子·梁惠王上》，原文为："医者，是乃仁术也。"它表达出胡庆余堂创办药业，是为了济世、活人，更反映出当时就立下的诚实守信和治病救人的仁义精神。大厅内堂还高悬着"真不二价"金字匾额，警醒店员们要明码标价，童叟无欺，贫富无欺，确保药材货真价实，质量可靠。尤其令人钦佩的是，至今仍悬挂在店堂内侧，高3米，宽0.9米，由胡雪岩在1878年，亲笔所写的"戒欺"匾额。胡庆余堂许多匾额是朝向外挂的，唯独"戒欺"匾额是挂在营业厅的背后，给内部员工看的。这块匾额上写着："凡百贸易均着不得欺字，药业关系性命，尤为万不可欺。余存心济世，誓不以劣品弋取厚利，唯愿诸君心余之心，采办务真，修制务精……"因此"戒欺"成为胡庆余堂传承一百四十余年的立业之本。

在胡庆余堂一百余年的经营历史中，流传着许多精心制药的故事。最著名的是一味镇惊通窍的急救药——紫雪丹，依照古法制作，要求最后一道工序不宜用铜、铁锅熬药。胡雪岩为了确保药效，不惜花重金请来能工巧匠，铸成一套"金铲银锅"专门制作紫雪丹，耗黄金133克，白银1835克。现在，这套"金铲银锅"仍保存完好，被列为国家一级文物，并被誉为中华药业第一国宝，成为见证中医药人匠心制药的行业瑰宝。

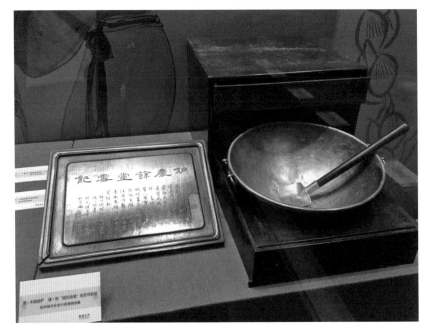

金铲银锅（摄于杭州博物馆）

由于展品外借，我在清河坊街口的杭州博物馆里见到了这套"金铲银锅"。纯金的药铲，闪烁着中医药人诚心制药的光辉；沉甸甸的银锅，记载着中医药人精心炮制的痕迹。我忍不住回想起胡庆余堂的"戒欺"匾额上写着"药业关系性命，尤为万不可欺"，这些在中国传统医药行业里默默工作的人们，时刻怀揣十二分的小心，兢兢业业，恪尽职守，默默地为我们中华民族的繁荣昌盛保驾护航！真的令人心生敬佩！

后 记

这些小故事，花了我将近两年的时间来精心收集和整理。在这段时间里，我从网络上、图书上、生活里、处处留心寻找中医药的影子。我看了许多优秀的文章，也查阅了不少相关的文献资料。尤其幸运的是，赵中振教授在喜马拉雅开讲的《中振说本草纲目》200讲陪伴着我，我被赵中振教授传承中医药的满腔热忱深深感动，而他的博学和坚持，亲身努力传播中医药文化知识的实践，也给我指示着前行的方向。

掩卷深思，这些故事是我对中国传统医药的认知和分享。初识中医药时，觉得它晦涩难懂、高深莫测。细读十余年后，恍然发现，它早已与中华民族的文化血脉融为一体，相辅相成。我们今日的言行举止，衣食住行，乃至文学艺术，军事科技，都与中医药相伴相生。一个人的认知范围是有限的，能够接触到的资料也有局限，如今忐忑地向各位呈上本书，希望能得到读者朋友们的批评指正和不吝赐教！

未来，希望有兴趣的朋友们，也一起加入中医药文化传播的队伍中来！让我们一起发现身边的中医药知识，共同传承我们的中医药文化！

参考文献

［1］尚志钧等.历代中药文献精华［M］.北京：科学技术文献出版社，1989.

［2］国家中医药管理局《中华本草》编委会.中华本草（1—10册）［M］.上海：上海科学技术出版社，1999.

［3］李丕宇.东西方美术史大事编年［M］.济南：山东美术出版社，2006.

［4］许嘉璐.中国古代衣食住行［M］.北京：中华书局，2013.

［5］范行准.中国医学史略［M］.北京：北京出版社，2016.

［6］冯时.中国天文考古学［M］.北京：中国社会科学出版社，2017.

［7］宋永刚.神农本草经讲读［M］.北京：中国中医药出版社，2018.

［8］宋燕.本草中国［M］.北京：中华书局，2018.

［9］北京日报《万物》编写组.万物有意思·中国篇（上册）［M］.北京：北京日报出版社，2018.

［10］（英）罗伯特·温斯顿.有趣的化学——这就是元素［M］.北京：科学普及出版社，2018.

［11］中华文化讲堂.黄帝内经［M］.北京：团结出版社，2018.

［12］（唐）苏敬等.尚志钧辑复.本草古籍辑注丛书·第一辑：《新修本草》辑复［M］.北京：北京科学技术出版社，2019.

［13］张志斌，郑金生.全标原版本草纲目［M］.北京：龙门书

局，2019.

　　［14］陈和伟，高凯.呀！物理真好玩［M］.北京：天地出版社，2019.

　　［15］李劲松.天工开物：少儿彩绘版［M］.南宁：接力出版社，2019.

　　［16］赵中振.域外本草记［M］.北京：北京科学技术出版社，2020.

　　［17］祝勇.故宫六百年［M］.北京：人民文学出版社，2020.

　　［18］卢颖，韩晓雯.医药文物背后的故事［M］.北京：中国中医药出版社，2021.

　　［19］苏颖.《黄帝内经素问》译注［M］.北京：中国中医药出版社，2021.

　　［20］张其成.读懂中医药文化［M］.北京：人民卫生出版社，2022.

　　［21］赵中振.中振话纲目——走出书斋探本草［M］.北京：中国人口出版社，2023.

　　［22］王振铎.司南指南针与罗经盘——中国古代有关静磁学知识之发现及发明（上）［J］.考古学报，1948（3）：119-230.

　　［23］王振铎.中国古代磁针的发明和航海罗经的创造［J］.文物，1978（3）：53-61.

　　［24］闻人军.宋《因话录》作者与成书年代［J］.文献，1989（03）：284-286.

　　［25］陈学迅.雪莲——献给上帝的鲜花［J］.大陆桥视野，2003（8）：52-53.

　　［26］黄媛媛.浅析壮族铜鼓上青蛙塑像的蕴意［J］.传承，2008（4）：102-103.

　　［27］赵书锋."细辛不过钱"古今论［J］.陕西中医，2009，

30（03）：339-341.

［28］黄兴.中国指南针史研究文献综述［J］.自然辩证法通讯，2017，39（1）：85-94.

［29］王莉，吴波，王绍印.正确认识"细辛不过钱"［J］.天津中医药大学学报，2018，37（05）：366-368.

［30］周渝.林则徐：智慧与偏见交织的先行者［J］.国家人文历史，2020（5）：56-63.

［31］原廓.中国发明火药的历程与历史高峰［J］.国家人文历史，2020（10）：94-103.

［32］郭晔旻.从司南到罗盘，指南针的发明之路［J］.国家人文历史，2020（10）：120-127.

［33］郭晔旻.小小指南针，催生"地理大发现"［J］.国家人文历史，2020（10）：128-136.

［34］寒鲲.葡萄、石榴与大蒜，张骞通西域的历史馈赠［J］.国家人文历史，2022（5）：8-15.

［35］吴愉，赵容，于莹，等.中药丁香的本草考证［J］.国际中医中药杂志，2022，44（08）：841-845.